总主编　卢传坚　陈　延

中医补土理论菁华临床阐发

乳　腺　科

U0223048

学术顾问　林　毅

主　　审　司徒红林

主　　编　刘晓雁

副 主 编　陈前军　钟少文　许　锐

编　　委　（按姓氏汉语拼音排序）

别凤杰　陈梅兰　陈前军　戴　燕

佃丽萍　方　琛　官　怀　郭　莉

郭倩倩　康梦玲　赖凤飞　赖米林

林晓洁　刘　畅　刘　丹　刘晓雁

罗　伟　毛思颖　丘　嫦　任黎萍

宋　雪　孙　杨　王　蕾　王海珠

魏　歌　谢枫枫　谢宛君　徐　飚

许　锐　张　旭　张庆玲　张玉柱

仉　玮　钟少文　周劬志　朱华宇

科 学 出 版 社

北　京

内 容 简 介

本书是“中医补土理论菁华临床阐发”丛书之一。补土理论在乳腺科的应用方面具有独特优势，本书对其进行了系统整理。全书分为上下两篇，上篇追溯补土理论应用于乳腺疾病的历史源流，阐述补土理论对乳腺生理、病理的认识，详述补土理论指导下乳腺疾病的治法；下篇为典型案例举隅，涵盖乳腺科临床常见病种，每一案的理法方药均有详细分析，全面展示了补土理论在乳腺疾病诊治中的重要作用。

本书丰富了补土理论在乳腺专科领域的学术内涵，为中医科及乳腺专科医生提供临证参考。

图书在版编目（CIP）数据

乳腺科 / 刘晓雁主编. —北京：科学出版社，2020.10
（中医补土理论菁华临床阐发 / 卢传坚，陈延总主编）
ISBN 978-7-03-048934-0

Ⅰ. ①乳…　Ⅱ. ①刘…　Ⅲ. ①乳房疾病-中医治疗法　Ⅳ. ①R271.44

中国版本图书馆 CIP 数据核字（2020）第 188079 号

责任编辑：陈深圣　郭海燕/ 责任校对：王晓茜
责任印制：徐晓晨 / 封面设计：北京蓝正广告设计有限公司

科 学 出 版 社 出版
北京东黄城根北街 16 号
邮政编码：100717
http://www.sciencep.com
北京凌奇印刷有限责任公司 印刷
科学出版社发行　各地新华书店经销
*
2020 年 10 月第　一　版　开本：720×1000　B5
2020 年 10 月第一次印刷　印张：10
字数：202 000
POD定价：　58.00元
（如有印装质量问题，我社负责调换）

总　序

“传承精华，守正创新”是习近平总书记对中医药工作作出的重要指示，为中医药传承、创新、发展指明了方向，中医药事业的发展迎来了前所未有的机遇。值此之际，由广东省中医院岭南补土学术流派学术带头人卢传坚教授策划并担任总主编的“中医补土理论菁华临床阐发”丛书也即将出版面世。这套丛书集结了我院多个学科众多专家学者的力量，是近百名编委共同努力的心血结晶，也是这些年来我院大力发展中医学术流派研究的成果之一。

2013 年，为了响应国家中医药管理局“大力建设学术流派”的号召，也为了进一步提升中医理论及临床诊疗水平，广东省中医院组建了“岭南补土流派工作室”。该工作室自建立以来，除了在理论及临床研究方面的不懈努力外，也着力于推动补土理论的学术交流，举行各种案例分享及学术探讨活动，有力推动补土学术理论在各学科的应用。经过这些年的发展，多个学科在补土理论的临床应用方面已经有所收获，凝练出了各自的专科特色。为了更好地总结和提炼这些理论精华，岭南补土流派工作室发起“中医补土理论菁华临床阐发”丛书写作计划，得到了各学科团队的热烈响应。在经过了将近两年的准备及反复修改核对后，这套总稿超百万字的丛书终于成稿。

翻开书稿，书中有编委们精心整理的理论、丰富的临床案例，突出了我院流派研究理论与实践相结合的特点；在书稿的架构上，由岭南补土流派工作室撰写的“中医补土理论菁华临床阐发”丛书有《补土菁华总论》一册，其他分册遍及多个临床学科，目前已交稿的包括《内分泌科》《耳鼻喉科》《肝病科》《肿瘤科》《乳腺科》《肾病科》《消化科》《皮肤科》《眼科》《呼吸科》共十个专科分册，组成了丛书专科系列。另有《异常子宫出血》《子宫内膜异位症》《湿疹》《克罗恩病》《肺癌》共五个专病分册，组成了丛书专病系列。虽然不同专科、疾病的具体治疗方案各有特色，但所应用的理论都源于补土，这正是中医“异病同治”的鲜明体现。

同时，多学科应用、突出优势病种也切合了学术流派的发展特点。纵观古代流派名家，虽各有所长，但基本不分科，只要灵活运用，在不同疾病的治疗中均能得心应手。因此，流派学术思想的应用，一方面应该在多个领域中“遍地开花”，不断拓宽其应用范围，此为“横向发展”；另一方面，对于理论应用适用性强的病种还应重点发掘，优化其治疗方案，此为“纵向发展”。流派学术理论的应用既要使其有一定的普及性，更要突出其独特的治疗优势，使得流派理论的应用既能保持其特色，又能得到进一步的推广，这正是该套丛书的鲜明特点。

在这套丛书各分册的编委名单中，既有年龄与我相近的老专家作为学术顾问，同时也有不少年轻医生参与了该套丛书的编写，这充分体现了中医学术的传承以及老一辈专家对年轻一代的提携。我相信，编写的过程既是对老专家临床经验的总结提炼，也是后辈们深入学习的一次机会。书籍是中医传承过程中重要的思想载体，希望这套丛书不仅是一份标志性的成果，更是一个起点，能够吸引更多的中医人进入到中医流派理论学习中去，更好地发挥中医的治疗优势。

是以为序！

国医大师、广州中医药大学首席教授 禤国维

2020年4月于广州

序

中医学术流派不仅是中医理论及临床经验传承的载体，更是中医理论创新的源头。而在中医学术流派中，补土派一直有着重要的地位。补土意为恢复中土之气化功能，一切能使中土恢复正常生理功能的治疗手段都可以称为“补土”。而提到补土派，必然首推金元四大家之一的李杲。李杲提出的“内伤脾胃，百病由生”的观点，是补土派学术理论的重要内涵。

补土派在中医领域中占有重要的学术地位，正如脾胃在人体健康中有着非凡的意义一样。八卦中坤卦代表土象，其体博大，势有高下，迂回曲折，故《周易》曰：“地势坤，君子以厚德载物。”补土派学术理论中也多强调“脾具坤土之德”。在人体中，脾胃运化水谷精微以滋养五脏六腑，亦是气机升降运动的枢纽。脾气升清，将水谷精微输送至心肺，方使心得气血滋养、肺得精微滋润。胃气降浊，小肠泌别清浊，大肠传导糟粕全赖于此。此外，脾胃气机升降正常，亦有利于肝气升发。脾胃运化水谷精微可滋养肾精，即“以后天资先天”。凡此种种，不胜枚举，皆能体现出脾胃在人体健康中的重要性。

乳房也与脾胃息息相关，足太阴脾经上膈，经于乳外侧；足阳明胃经贯乳中；足厥阴肝经上贯膈，布胸胁，绕乳头；足少阴肾经从肾上贯肝膈，入肺中，支脉入胸中而与乳联，乳房与肝、肾、脾、胃等脏腑均有联系。因此，乳腺疾病的发病也与脾胃密切相关，其通用发展模式以脾胃虚弱－湿困脾胃－湿浊中阻－湿热蕴胃为主。脾虚湿邪内生，湿易困脾，加重其损伤，使湿邪更盛，阻于中焦，升降之枢纽被阻，诸郁丛生，脾伤益甚，形成恶性循环。随着脾胃损伤程度的不断加重，内环境日益失衡，痰瘀搏结渐深，乳腺病也逐渐从良性疾病向恶性疾病发展。无论何种原因，或由脾胃先病累及他脏，或他脏病而后伤脾胃者，均不可忽视脾胃在乳腺相关疾病证治中的重要地位。因此，在乳腺疾病的治疗中，应以调治脾胃的理念贯穿始终。处方用药时，更应重视补脾醒脾健脾以启运化、祛湿化浊以恢复中焦之升降，从而干预并阻断疾病的进程。

传承发展中医药事业是每一个中医人应尽的责任与义务，梳理学术流派思想、整理相关临证经验更是每一个中医人肩负的重要使命。因此，我欣然为序，希望该书能为补土派学术思想的传承发展添砖加瓦！

林　毅

2019年7月

前　言

中医学术流派是中医学在长期历史发展进程中形成的具有独特学术思想、清晰的学术传承脉络和一定公认度的学术派别。其中，补土派虽至20世纪80年代才被正式命名，但其核心思想——补土理论却自古有之。概而言之，“补土思想”肇始于《黄帝内经》，发展于仲景，鼎盛于东垣，至明清开枝散叶，于现代中医学中得到广泛的补充、推广及运用。

中国古代哲学以五行来划分世间万物，“五”，即木、火、土、金、水五种基本物质；“行”，指这五种物质的运动变化。“土”作为五行之一，古人将其特性概括为土爰稼穑，即指人类种植和收获谷物的农事活动，引申为凡具有生化、承载、受纳性质或作用的事物和现象，均归属于土。“土”在五行中占有特殊地位。从河图上可看出，下为北属水；上为南属火；左为东属木；右为西属金；而土居于中。可见，土与木、火、金、水紧密相连。

中医理论沿用了古代哲学中的五行学说，也采用木、火、土、金、水对事物进行分类和描述。其中就有，土在脏为脾，在腑为胃，在味为甘，在音为宫等。而最为重要的“补土派”的核心部分，即是“土在脏为脾，在腑为胃”。《素问•玉机真脏论》认为“脾为孤脏，中央土以灌四傍”，张景岳注：“脾属土，土为万物之本，故运行水谷，化津液以灌溉于肝心肺肾之四脏者也。”脾胃，乃气血生化之源，其运化的水谷精微是维持生命活动所需要的营养物质来源，为其他脏腑、经络、四肢百骸及筋肉皮毛等组织提供充分的营养，故有“后天之本”之称。在临证中，也需注意脾（胃）与其他脏腑的关联。如脾（胃）的运化功能司职，则血液化生功能旺盛，血脉充盈，心有所主；脾（胃）的运化功能健旺，水谷精气充足，人体宗气旺盛，则肺的主气、司呼吸功能得以正常发挥；脾司其职，生血有源，则肝有所养；而肾的精气也需要水谷精微的滋养和培养。因此，其他脏器在治疗上都考虑到脾土的调补。

由上可知，补土学术流派的核心理论是：脾胃为中土，是脏腑生理功能活动的核心，通过气机升降来调控脏腑功能，其气机升降失常可导致其他脏腑功能失调，变生各种疾病。因此当疾病发生时，可以通过调整脾胃中土的气机升降功能达到执中央而运四傍、调整全身脏腑功能的目的，从而实现脏腑安和，各司其职，恢复机体的健康。

乳房与脾胃通过经络相连，而乳腺疾病的发病也与脾胃密切相关，在乳腺疾病的治疗中，更应以调治脾胃的理念贯穿始终。本书分为上下两篇，上篇三章分述补土理论指导下的乳腺疾病治法，下篇共举典型病案40余例，全面立体地呈现补土理论在乳腺疾病中的重要性。

在本书的撰写过程中，得到了医院的大力支持和补土流派工作室的指导。工作在临床一线的乳腺科医生们将补土理论运用于实践，为本书提供了丰富的素材，也是本书主要的创作者，再次对各位表示衷心的感谢！

由于时间和经验有限，书中难免存在不足之处，恳请各位同道批评指正！

司徒红林

2019年7月

目　录

上篇　补土理论应用于乳腺病的理论渊源

下篇　补土理论乳腺科运用案例

上篇　补土理论应用于乳腺病的理论渊源

第一章　补土理论应用于乳腺病的历史源流

脾胃居于中土，为气血生化之源，乳房赖气血充养而维持正常的生理功能和形态。若脾胃失和、气血生化乏源，则乳房无以充养，渐至气血凝涩而为患。历代“补土派”代表医家虽未就乳房相关疾病的诊治著书立说，但其运化脾土、周流气血的思路却深刻影响着后世医家对乳房疾病的辨治。

第一节　秦汉晋时期

一、《黄帝内经》为补土理论辨治乳房疾病的起源

（一）脾胃化生气血而充养乳房

《素问·玉机真脏论》言：“脾脉者，土也，孤脏以灌四傍者也。”此处以“孤脏”突出脾在五脏中的重要性及其统领四脏的地位。《灵枢·营卫生会》中提到，气血生于中焦，由脾胃运化水谷精微而来，“中焦亦并胃中，出上焦之后，此所受气者，泌糟粕，蒸津液，化其精微，上注于肺脉乃化而为血，以奉生身，莫贵于此，故独得行于经隧，命曰营气”。气血生成之后，由脾气上输于肺，在上焦化生为营气，充养全身；气血敷布周流，即是脾土“灌四傍”功能的体现。《灵枢·邪客》曰：“营气者，泌其津液，注之于脉，化以为血，以荣四末，内注五脏六腑。”脾将营血布散到包括乳房在内的全身各处，是脾之统血功能的体现。故而脾胃健运则血海充盈、经期如常、胎孕正常、乳汁分泌亦充足；脾胃失常，则中焦不运、气血乏源，引起经产异常、乳汁稀少等症。

（二）乳房通过经络与脾胃相连

《灵枢·经脉》中对经络的循行分布进行了具体描述，其中与乳房关系最密切的经络为足阳明胃经和足太阴脾经。“胃足阳明之脉……其直者，从缺盆下乳内廉”；足太阴脾经“其支者，复从胃别上膈，注心中”，其络脉“出渊腋下三寸，布胸胁”。足阳明胃经行经乳房中央，足太阴脾经布散于乳房外侧和胸壁，两者将乳房与脾胃联系在一起。经络为气血运行的通道，脾胃脏腑功能正常则经络畅达、乳房健康，若脾胃功能失常，则影响经络运行气血，津血聚集于经络局部则生痰

瘀，发为乳腺疾病。此外，足少阴肾经“注胸中”，足厥阴肝经“布胁肋”，手厥阴心包经“起于胸中”“循胸出胁，下腋三寸”“上抵腋下”，足少阳胆经“循胸，过季胁”，手少阳三焦经络脉“注胸中，合心主”、经别“手少阳之正……散于胸中也”，上述经络均循行分布于乳房或乳房周围的胸壁、腋下等组织，若这些经络壅塞、气血瘀阻，亦可导致乳房疾病的发生。

（三）中土不运为乳房疾病重要病因

《黄帝内经》中已有乳房疾病的病情记载，但秦汉时期乳痈和乳岩在病名上尚未完全区分。如《灵枢·痈疽》曰：“发于膺，名曰甘疽，色青，其状如谷实栝蒌，常苦寒热，急治之，去其寒热，十岁死，死后出脓。”乳痈并不致命，而乳岩可见“十岁死，死后出脓”的不良预后。本段描述了发于前胸位置的实性病变，其病位在足厥阴、足阳明；初起肿物外观不大，如谷物或瓜蒌实，因厥阴从少阳而化、阳明从太阴而化，故阴阳互交、寒热往来；若肝胃郁毒留于经脉，加之脾胃壅塞不运，邪入脏腑，内外相引，则形成“本在脏、末在脉”之候，故肿物虽不易消，亦不即发。同篇中另见记载“疽者，上之皮夭以坚，上如牛领之皮”，被认为是恶性肿瘤表皮症状的最早记载，而乳岩是常见的侵及皮肤的恶性肿瘤之一。

关于痈脓的病因，《素问·生气通天论》提到：“营气不从，逆于肉理，乃生痈肿。”《灵枢·痈疽》明确指出，寒邪导致血脉凝涩、卫气化热而肉腐是发生痈脓的原因：“寒邪客于经络之中，则血泣，血泣则不通，不通则卫气归之，不得复反，故痈肿。寒气化为热，热胜则腐肉，肉腐则为脓。”营气由中土脾胃化生，其功能的正常发挥与脾胃密切相关。若饮食厚味，导致中土不运，气机壅塞；或因寒邪导致经脉凝涩，皆可使营气稽留、卫气郁积于乳房局部，热盛肉腐成脓。《黄帝内经》重视中土运化与痈脓的关系，对后世从脾胃出发辨治乳痈产生了深远的影响。

二、张仲景学术观点对补土理论治疗乳腺病影响深远

张机，字仲景，东汉南阳人，著有《伤寒杂病论》一书，并开创了中医辨证论治的先河，被后人尊为医圣。由于东汉末年战乱频发，该书原稿散佚，由晋代太医王叔和搜寻部分佚文整理为《伤寒论》，宋代林亿等将杂病部分残卷整理为《金匮要略》。

（一）治妇人病不离脾胃

1. 妇人病篇重视保胃气

张仲景在《金匮要略》中有三篇论及妇人病，其理法方药均体现对补益脾胃的重视。《金匮要略·妇人杂病脉证并治》中提及妇人病有三大病因：虚、积冷、

结气。此处“虚”不仅包含血虚，也包含胃气虚。在治疗胃气虚时，张仲景常用生姜、甘草、人参、大枣（即生姜甘草汤）养胃气，而《伤寒杂病论》中治妇人病的多个方剂包含上述药物，如《金匮要略·妇人产后病脉证治》中产后腹痛或腹中寒疝虚劳，当归生姜羊肉汤中五两生姜温中益胃；《金匮要略·妇人杂病脉证并治》中治妇人“咽中有炙脔”，半夏厚朴汤中亦有生姜五两；妇人脏燥，以甘草、小麦、大枣“亦补脾气”；治“瘀血在少腹不去”的温经汤，也用到生姜、甘草、人参恢复中焦脾胃枢纽。可见张仲景在妇人病的辨治中，始终不离脾胃。

2. 妇人产后祛邪不忘扶正

妇人产后气血虚弱，张仲景抓住该体质特点，在产后病的辨治中尤其注重祛邪和扶正的关系，时时顾护脾胃。《金匮要略·妇人产后病脉证治》曰：“妇人乳中虚，烦乱呕逆，安中益气，竹皮大丸主之。”此处“中”是脾胃的代名词。产后发热，用方竹叶汤，其中生姜、甘草、人参、大枣补中益胃。虽然患者确有邪气，或表现为发热，或表现为心烦、呕吐，但是考虑到脾胃虚弱，张仲景并未使用麻黄以解表邪，亦未使用苦寒之品损伤胃气，而是在大量大枣调补脾胃的基础上以少量辛甘温的桂枝微解表邪，即使有热也仅用辛寒的葛根和少量竹叶、桔梗（竹叶汤），或辛寒的石膏（竹皮大丸）去清热，避用苦寒攻下的黄芩、大黄等药，充分体现其对胃气的保护。产后发热亦可见于哺乳期乳腺炎，张仲景的观点为后世医家确立哺乳期乳腺炎的治法和禁忌提供了重要参考。

（二）重视“解表邪”以防脏腑积聚

除了“保胃气”之外，张仲景在妇人病辨治中还特别注重“解表邪”。他认为妇人杂病“积冷”的来源是外感风寒，因此治疗中要祛除邪气使脏腑安和。如温经汤虽为妇人下血之常用方，却包含桂枝配生姜之解表组合；土瓜根散虽为治“带下经水不利、少腹满痛”之方，却用到桂枝配芍药调和营卫以解表；小建中汤治虚劳腹痛，也包含桂枝配生姜解表。《金匮要略·五脏风寒积聚病脉证并治》中亦指出，脏腑被风寒邪气入中是脏腑形成积聚病的原因，体现了张仲景对“解表邪”的重视。后世补土派代表医家王好古亦是在张仲景理论的基础上提出了伤寒内感阴证之说。

（三）重视少阳枢机

在《伤寒论》中，张仲景论述了少阳与中焦脾胃的密切关系，如条文所载：“伤寒五六日，中风，往来寒热，胸胁苦满，默默不欲饮食，心烦喜呕，小柴胡汤主之。”由于中焦胃气不足、少阳枢机不利，邪气不能外散，故出现呕吐、不欲饮食、胀满等脾胃不和的症状，此时小柴胡汤中生姜甘草汤补胃气，柴胡疏利三焦气机，柴胡配黄芩清少阳郁火，故少阳得疏、疾病得愈。受张仲景启发，李杲在

《脾胃论·长夏湿热胃困尤甚用清暑益气汤论》中提及："清气在阴者，乃人之脾胃气衰，不能升发阳气，故用升麻、柴胡，助辛甘之味，以引元气上升，不令飧泄也。"其用柴胡升阳与仲景之用柴胡疏利三焦有异曲同工之处。《脾胃论·脾胃胜衰论》有云："泻阴火以诸风药，升发阳气以滋肝胆之用，是令阳气生，上出于阴分，末用辛甘温药接其升药，使大发散于阳分。"李杲用柴胡等风药升发阳气，以助胆气春升；使浊阴得降，阴火可消。清代医家叶天士亦重视少阳枢机的疏利，他认为"再论气病有不传血分，而邪留三焦，亦如伤寒中少阳病也。彼则和解表里之半，此则分消上下之势，随证变法"。当邪气稽留气分日久，不能外出又不传入血分，叶氏借用仲景"少阳"概念，认为此时当"和解"，随证治之。

虽然《伤寒杂病论》中未提及乳腺相关疾病，但是该书提出的妇人、产后病因病机特点，以及贯穿妇人病三篇的"保胃气""解表邪"治疗原则，对李杲、王好古、叶天士等后世医家的脾胃相关理论的形成均有重要影响。

第二节 金元时期

补土理论成熟于金元时期，此时不仅涌现出李杲、王好古、罗天益等"补土派"代表医家，更有《脾胃论》《内外伤辨惑论》《兰室秘藏》等代表著作问世。

一、李杲创立补土派

李杲（1180—1251年），字明之，真定（今河北）人，金元四大家之一，晚年自号东垣老人。李杲师从张元素，在充分继承其学术思想的基础上多有发挥；不仅精通内科，也擅长外科、五官科和针灸各科。

（一）内伤脾胃，百病由生

李杲重视调补脾胃，对《素问》中"土者生万物而法天地"的理论进行了延展，提出"内伤脾胃，百病由生"的观点，形成了独具特色的"补土派"。他认为脾胃虚弱则"阳气下陷，阴火上乘"，治疗的重点在于"益元气"以恢复升降。李杲重视恢复脾胃气机的观点对后世乳腺疾病的论治产生了深远影响，其所创立的补中益气汤、当归补血汤等方剂，在乳腺疾病的治疗中亦应用广泛。如乳腺癌术后早期，患者常见气血两虚之证，因"有形之血不能速生，无形之气所当急固"，选用当归补血汤益气生血；又如乳腺癌晚期肺转移，常以培脾土生肺金为法，重用四君子汤或补中益气汤[1]。

（二）疮疡的发病和治疗不离脾胃

李杲认为疮疡的病因与脾胃密切相关。在其著作《东垣试效方》中，李杲将疮疡的病因病机概括为："今富贵之人，不知其节，以饮食肥酿之类，杂以厚味，日久太过，其气味俱厚之物，乃阳中之阳，不能走空窍先行阳道，反行阴道，逆于肉理，则湿气大胜……湿热之毒所止处，无不溃烂。"过食肥甘厚味则营气逆于肉里，湿热毒邪停留肌肤，则溃破成脓。这与《素问·生气通天论》中所论述的痈脓成因高度一致。

在疮疡的治疗上，李杲认为："大抵用药之法，不惟疮疡一说，诸疾病量人素气弱者，当去苦寒之药，多加人参、黄芪、甘草之类，泻火而先补其元气，余皆仿此，黄芪、人参、甘草，滋营气补土，人参、橘皮以补胃气。"其强调疮疡治疗亦需顾护脾胃的思想，影响着后世医家对乳房疮疡类疾病的治疗。全国名老中医林毅教授论治乳腺炎成脓期，该期虽辨为胃热壅盛之实证，但其强调慎用寒凉，治法应以透托为要，以防寒凉伤及脾胃导致疾病迁延难愈，可见其对恢复脾胃之气的重视。至于乳腺炎溃后期，林毅教授认为以气血两虚、余毒未清为主，治法上更是重视"调补"脾胃，方药以参苓白术散为基础加减化裁[2]。

二、王好古、罗天益衍生补土理论

王好古曾师从张元素，后又师从李杲，在其基础上对"补土"理论进行了延伸。他阐述了伤寒内感阴证理论，对风寒侵袭人体的途径进行了补充。他认为，内感阴证的来源包括生冷饮食和吸入潮湿之气，这为后世理解乳腺癌病机提供了理论基础，即"阴寒凝滞经络"的乳腺癌患者可以没有外感或长期外受风寒史，寒邪可由饮食和口鼻侵入。同时，后世乳腺癌饮食忌生冷寒凉亦源于此。用药上，他重视药物归经，主张甘温补益为主，反对苦寒攻下。

罗天益师从李杲八年余，对其学术多有整理、阐发。他认为"饮"伤可表现为头晕泛恶、困倦便溏，治疗不应攻下，应从汗解。此观点与《伤寒论》中"病溢饮者，当发其汗"如出一辙。后世用麻黄剂治疗乳腺癌化疗后下肢水肿亦是受此思想的启发。此外，罗天益对三焦理论进行了细化，尤其在寒热疾病的治疗中，强调辨三焦、气、血，为后世温病学派的产生奠定了基础。

第三节　明清时期

一、陈实功提出"外科尤以调理脾胃为要"

陈实功字毓仁，号若虚，明代医家，江苏南通人，自幼习医，擅长外科，从医四十余载，治病疗效显著。有感于外科理论的匮乏，陈实功总结明以前的外科成就，结合自身临床经验，编著了《外科正宗》一书。全书分类详细、论治精当，被认为是"列症最全，论治最精"的外科古籍。书中对于外科疾病，主张内治或内外治相结合的方法，正如其序言所论，“内之症或不及其外，外之症则必根于内”；提出“外科尤以调理脾胃为要”的观点；对常见外科疾病的病因病机、治法、禁忌、用药都做了详细论述。

（一）乳岩的发病与脾胃密切相关

陈实功认为乳岩的形成为情志致病伤及肝脾。《外科正宗》记载：“治失荣症及瘿瘤、乳岩、瘰疬、结毒，初起坚硬如石，皮色不红，日久渐大，或疼不疼，但未破者……”陈实功将癌症称为“失荣”，并提出癌症与情志关系密切，“失荣者，先得后失，始富终贫，亦有虽居富贵，其心或因六欲不遂，损伤中气，郁火相凝，隧痰失道停结而成”“忧郁伤肝，思虑伤脾，积想在心，所愿不得志者，致经络痞涩，聚结成核”。可见情志不遂，最终影响肝胆疏泄而生郁火，影响脾胃运化而生痰，中气已伤、运化无力，痰浊壅塞经络，聚而成核。陈实功提出的乳岩病因病机一直为后世所宗，如清代医家顾世澄在其著作《疡医大全》中就引述他的观点：“陈实功曰：乳岩乃忧郁伤肝，思虑伤脾，积想在心，所愿不得志者，以致经络痞涩，聚结成核。”

（二）益气养荣法体现从脾胃论治乳岩

《外科正宗•乳痈论》记载，乳岩“如此症知觉若早，只可清肝解郁汤或益气养荣汤……”方中以人参、茯苓、白术、甘草、黄芪益气健脾，配当归、川芎、熟地养荣扶正。顾世澄在《疡医大全》中引述陈实功对本病的治法，并进行了发挥：“（陈实功）又曰：治当八珍汤加山栀、丹皮；口干作渴，宜加减八味丸、肾气丸；已溃十全大补汤，则易于生肌完口也。”无论益气养荣汤还是顾世澄提到的八珍汤加山栀、丹皮，均在四君子汤补益脾胃、四物汤滋养营血的基础上，合用升散郁火之品，其方意体现了对李杲“泻阴火、补元气”理论的传承。全国名老中医林毅教授辨治乳腺癌，亦注重补益气血，如术前冲任失调证治以六味地黄丸，术前正虚毒炽证治以六味地黄丸合四君子汤加减，巩固期脾肾阳虚治以六味地黄丸合四君子汤等[3]。

（三）脾胃影响疮疡辨治全程

陈实功认为疮疡的发生、发展、预后、转归均与脾胃生化气血的功能关系密切，该观点也体现于他对疮疡的辨治和选方用药中。《外科正宗•疽毒门•鬓疽论》有论：“疮疽之发，受之有内外之别，治之有寒温之异。受之外者，法当托里以温剂，反用寒药攻利，损伤脾胃，多致内虚，故外毒乘虚入里；受之内者，法当疏利以寒剂，反用温剂托里。初病则是骨髓之毒，误用温剂使毒上彻皮毛，表里通溃，共为一疮，助邪为毒，苦楚百倍，轻则变重，重则死矣。”因此在疮疡的用药上，陈实功尤其重视顾护脾胃：“高肿起者，忌用攻利之药，以伤元气；平塌漫者，宜投补托之剂，以益其虚。”他认为，“消托”之法在疮疡愈合中只是治标的权宜之计，所谓“表实里实，临时暂用攻方”，其痊愈有赖气血的恢复，“但见脉症虚弱，便与滋补，乃可万全”。一旦疮痈破溃，虽然看似余毒未清，实则正气已虚，此时“治当大补，得全收敛之功，切忌寒冷，致取变生之局”。《外科正宗·乳痈论》论述了乳痈的病因和治法：“乳病者，乳房阳明胃经所司，乳头厥阴肝经所属，乳子之母，不能调养，以致胃汁浊而壅滞为脓。又有忧郁伤肝，肝气滞而结肿，初起必烦渴呕吐，寒热交作，肿痛疼甚，宜牛蒡子汤主之。”乳痈的发生与肝、胃两经关系密切，乳母饮食不节导致胃热壅盛，或伴情志不遂是常见诱因。其初起之烦渴、呕吐、寒热之症用牛蒡子汤，避大苦大寒之品而用轻清宣散、益胃养津之药，方中牛蒡子、葛根、豆豉等药如今仍为乳痈初起常用药物。

二、叶天士创胃阴学说完善脾胃论

叶桂，字天士，江苏吴县人，清代著名医学家。叶桂十二岁随父学医，十四岁父亲去世后便行医应诊以济家用。叶桂敏而好学，先后拜师十七人，虽医术高超，却为人谦逊，著作甚少。

（一）养胃阴以济阴阳

叶氏在张仲景“保胃气”的启发下，提出了“养胃阴”之说，对脾胃学说的发展有重要贡献。《伤寒杂病论》中有麦门冬汤、竹叶石膏汤治疗火热攻冲、胃中津液不足之证，其中麦冬、甘草、人参等药均为甘凉之品。叶桂由此领悟甘凉益胃之法，认为“阳明阳土，非甘凉不复”，提出治疗胃虚之证，当“通补阳明”。该法弥补了李杲之脾胃论重在补脾而轻于言胃的不足。关于“通”的含义，叶桂认为：“通者，非流气下夺之谓，作通阴、通阳训则可。”因此通补法又可再分阴阳：胃阳虚者以附子粳米汤治之，胃阴虚者宜沙参、麦冬、石斛、梨皮等药甘凉益胃。叶氏“养阴通补”之说，使补土理论进一步完善，与李杲的“益气升阳”法相互补充。

（二）胃阴学说启发乳腺疾病治疗

叶桂对胃阴的认识，启发了后世对乳腺癌放疗后并发症的辨治。如放疗火毒损伤皮肤导致放射性皮炎，局部皮肤红热疼痛，逐渐出现皮肤溃烂、渗液。治疗常用清燥救肺汤合增液承气汤加减，以桑叶、麦冬、火麻仁、生地等甘凉益胃，使津液得以化生，随脾气散精布散于肌腠。至于放射性肺炎，火毒侵袭皮毛，循经入里而灼伤阴液，使肺热叶焦，出现干咳、痰少、咽干口燥等症状。若辨证为肺燥津亏，常用清燥救肺汤合沙参麦冬汤加减；若辨证为阴津亏虚，常用百合固金汤合调胃承气汤。两方均以甘凉药养胃阴，恢复中焦津液后脾能“上输于肺”，达到润肺生津的目的。

此外，清代多位医家均认为乳岩的发病与脾胃关系密切。王洪绪在《外科证治全生集》中论及乳岩的成因："初起乳中生一小块，不痛不痒，症与瘰疬恶核相若，是阴寒结痰。"脾为生痰之源，痰浊流窜于乳，经络不通，气血凝结为有形之核。清代医家余听鸿在《外证医案汇编》中将乳岩和乳痈的病机区别总结为："乳症，皆云肝脾郁结，则为癖核；胃气壅滞，则为痈疽。"

（刘　畅　刘晓雁）

参考文献

[1] 陈前军，司徒红林，官卓娅. 林毅教授"分期辨证"治疗可手术乳腺癌经验[J]. 辽宁中医药大学学报，2011，13（4）：11-13.
[2] 李良，林毅. 林毅教授分期辨治急性哺乳期乳腺炎经验介绍[J]. 新中医，2009，41（7）：12-14.
[3] 司徒红林，陈前军. 林毅乳腺病学术思想与经验心悟[M]. 北京：人民卫生出版社，2013：35.

第二章　补土理论与乳腺生理病理

第一节　补土理论与乳腺生理

一、脾与乳房发育

中医学认为乳房虽属局部器官，却与脏腑、经络、气血等的生理功能密切相关。它通过十二经脉和奇经八脉的纵横联系，以及与肺、肾、心包、肝、胆、脾胃、冲任等经络与内在脏腑形成一个有机的体系，禀赋于先天之精气，受五脏六腑十二经气血津液之所养，共同维护其正常的生长、发育，其中与脾肾的关系最为密切。

中医学认为人体生长发育先天来源于父母，“人之始生，以母为基，以父为楯”，又云：“二神相搏，合而变形，常先身生，是谓精。”乳房发生发育也不例外，与先天遗传关系密切。在后天生长发育中乳房则与脾肾关系密切，《素问·上古天真论》指出“女子七岁肾气盛，齿更发长。二七而天癸至，任脉通，太冲脉盛，月事以时下，故有子”，说明肾气盛则天癸至，任脉通，女子月事时下，两乳渐隆，有子则可哺乳，揭示了肾与乳房发育的密切关系。肾为精血之海，脾胃为水谷之海。《景岳全书·脾胃》云：“而精血之海，又必赖后天为之资，故人自生至老，凡先天之有不足者，但得后天培养之力，则补天之功亦可居其强半。”可见肾为先天之本，脾为后天之本，气血生化之源，精藏于肾，但并非全生于肾。肾精的旺盛与否，除与父母禀赋有关，还与脾之功能密切相关，互根互用。正如同篇所言：“人之始生，本乎精血之原，人之既生，由乎水谷之养。非精血无以立形体之基；非水谷，无以成形体之壮。”可见，乳房的发生秉承先天父母禀赋，发育则主要依赖脾之气血生化。

乳房正常发育得益于足太阴脾经通行气血、濡养百骸的作用。足太阴脾经除络脉公孙，另有“脾之大络，名曰大包，出渊液下三寸，布胁肋”。该络脉为十五络脉之一，与任络鸠尾、督络长强分别行于躯干侧面和前后。杨上善认为：“脾为中土，四藏之主包裹处也，故曰大包也。”如《针灸大成》所言：“总统阴阳诸络，由脾经灌溉五脏。”足太阴脾经不仅与冲任二脉直接相连，还与足三阴经、足少阳胆经、手少阴心经相交，其中足阳明胃经行贯乳中；足太阴脾经络胃上膈，布于胸中；足少阴肾经，贯肝膈而与乳联；冲任二脉散于胸中乳房之处，任脉行经两乳之间，使气血上灌为乳。正是由于这些经脉的通调气血和灌养作用，保证乳房的正常发育。

二、脾与乳汁的生成分泌

中医学认为乳汁的生成与脾胃关系极为密切。脾为气血生化之源，气血是生成乳汁的物质基础。陈自明的《妇人大全良方》也提到："妇人乳汁乃气血所化。"傅青主所著的《傅青主女科》云："乳乃气血所化而成也，无血故不能生乳汁，无气亦不能生乳汁。然二者之中，血之化乳，又不若气之化为速……乳全赖气之力以行血而化变也。气旺则乳汁旺，气衰则乳汁衰……治宜补气以行血，而乳汁自下。"明代薛立斋说："血者，水谷之精气也，和调五脏，洒陈六腑，在男子则化为精，在妇人则上为乳汁，下为月水。"可见乳汁是由气血所化生，而脾为后天之本，气血生化之源，为乳汁的生成提供物质基础。

冲脉容纳了来自五脏六腑和十二经脉的气血，故有"五脏六腑之海""十二经脉之海""血海"之称。血海气血的调匀与蓄溢直接关系着乳汁的生化。正如《景岳全书》所说："经本阴血也，何脏无之？惟脏腑之血皆归于冲脉，而冲为五脏六腑之血海，故经言太冲脉盛，则月事以时下，此可见冲脉为月经之本也。"所以冲脉为病，可见月经不调、不孕、经行吐衄等。另外，乳汁与精血同源，冲脉隶于阳明，其病又可见缺乳、乳汁自出、妊娠恶阻。任脉亦起自胞中，出会阴，沿腹部正中线上行，过咽喉，环唇，至目下。与肝、脾、肾三经会于曲骨、中极、关元穴。手三阴经也通过足三阴经与任脉相通，阴维脉与冲脉皆在腹部与之相合。通过循行任脉便与诸阴经取得联系，故有"阴脉之海"之称。凡人体阴液（包括精、血、津液）皆归任脉所主，任脉之气通，表明阴液旺盛，配之冲脉血盛，下达乳房，为乳汁化生创造条件。脾气主升，并主统血。脾气健旺，统摄有度，推动有力，就能协助冲任蓄藏气血，使其蓄藏有度，而不致发生妄行，以保证冲任二脉的气血上行于乳房化生乳汁。

乳汁的正常分泌与脾胃关系也相当密切，《医宗金鉴·妇科心法要诀》所说"产后乳汁暴涌不止者，乃气血大虚，宜十全大补汤"。《女科经纶·产后证下》指出"产后乳汁自出，胃气虚也，宜补药以止之"，宋代陈无择在《三因极一病证方论》也指出"产妇有两种乳脉不行……有血少气涩而不行者，虚当补之"。可见，脾胃之气的固摄、推动作用对乳汁的正常分泌起到极其重要的作用。

三、脾与乳房的外形维持

根据乳房的解剖结构，乳房外形的维持主要依赖于韧带的提拉、皮肤弹性、肌肉的健壮、脂肪的厚薄等。中医学认为，脾主升举的生理作用，包括主升清和主托举两个方面。所谓脾主升清，是指通过脾气的升动转输作用，将其运化和吸收的水谷精微上输至心肺、头目，通过心肺的作用化生气血，营养全身的生理作用。乳房肌肉、筋脉、皮肤均依赖于气血的濡养。脾主升举，是指由于脾气的升举，以维持人体组织器官位置恒定的作用。若脾气虚弱，升举无力则可出现内脏下垂及乳房腹部坠胀等病症。脾脏在乳腺外形的维持中，发挥了重要的托举作用以维持乳房饱满坚挺的外形。

（陈前军）

第二节　补土理论与乳腺病理

一、乳痈病理

乳痈之名首见于晋代皇甫谧《针灸甲乙经》，历代文献中还有称本病为妬乳、吹奶、吹乳、乳毒等。乳痈属疮疡范畴，是发生在乳房的最常见的外科急性化脓性疾病。其临床特点为乳房结块、红肿热痛，伴有全身发热、溃后脓出稠厚等全身症状。乳痈大多数发于哺乳期妇女，以初产妇多见，相当于西医的急性化脓性乳腺炎。《诸病源候论》云："此由新产后，儿未能饮之，及饮不泄，或断儿乳，捻其乳汁不尽，皆令乳汁蓄结，与血气相搏，即壮热大渴引饮，牢强掣痛，手不得近也……"发生于哺乳期者，称为外吹乳痈；发生于妊娠期者，名为内吹乳痈。

乳痈的发生与脾胃关系密切。脾胃蕴热、肝气郁结，是乳痈发生的内在条件；风热毒邪侵袭是乳痈发生的诱因。《医宗金鉴》云："此症总由肝气郁结，胃热壅滞而成，男子生者稀少，女子生者颇多。"《诸病源候论》指出"亦有因乳汁蓄结，与血相搏，蕴积生热，结聚而成乳痈者"。李杲曰："不因虚邪，贼邪不能独伤人。诸病从脾胃而生明矣。"从经络循行上看，"女子乳头属肝，乳房属胃"，《灵枢·经脉》有云："胃足阳明之脉，起于鼻之交頞中，旁纳太阳之脉，下循鼻外，入上齿中，还出挟口，环唇，下交承浆，却循颐后下廉，出大迎，循颊车，上耳前，过客主人，循发际，至额颅。其支者，从大迎前下人迎，循喉咙，入缺盆，下膈，属胃，络脾。其直者，从缺盆下乳内廉，下挟脐，入气街中。"《灵枢·经脉》曰："脾足太阴之脉，起于大指之端，循指内侧白肉际，过核骨后，上内踝前廉，上踹内，循胫骨后，交出厥阴之前，上膝股内前廉，入腹，属脾，络胃，上膈，挟咽，连舌本，散舌下。其支者：复从胃，别上膈，注心中（脾之大络，名曰大包，出渊腋下三寸，布胸胁）。"足阳明胃经行贯乳中；足太阴脾经络胃上膈，布于胸中；脾之大络散布胁肋，因此本病的发生与脾胃经络关系密切。

此外，还有一种经常发生在非哺乳期、非妊娠期的慢性乳腺疾病——粉刺性乳痈，相当于现代医学的浆细胞性乳腺炎。其临床特点为初起肿块多位于乳晕部，化脓溃破后脓中夹有脂质样物质，易反复发作，形成瘘管，经久难愈，全身炎症反应较轻，常伴有乳头凹陷或溢液。粉刺性乳痈之名首见于顾伯华主编的《实用中医外科学》。粉刺性乳痈素有乳头凹陷畸形，乳络不畅，复因情志不舒，肝郁气滞，血行不畅，聚而成块，郁久化热，蒸酿肉腐成脓，脓肿溃破成漏。抑或气郁化火，火毒炽盛，迫血妄行，可致乳头溢液。木郁土壅，肝郁胃热为本病病机；乳头凹陷，乳络失于通畅是发为本病的基本条件。

粉刺性乳痈在成脓期，因肝失疏泄，气机不畅，则肝气郁滞，脾胃失健，痰浊阻滞，蕴于乳络，发为乳病。继而肝气郁滞，痰凝日久，则气血瘀滞，聚而成块，郁久化热，热盛肉腐成脓。溃脓期多表现为肿疡尚未溃破或溃破后脓出不畅，此时脾胃运化失常，正气已虚，不能托毒外出，表现为局部疮形平塌，根盘散漫，难溃难腐，坚肿不消，全身症状表现为精神不振、面色无华、脉数无力等。恢复期，多已脓出正虚，表现为余毒未清，正气亏虚，同时兼有气血虚弱或脾胃虚弱。

难治性乳痈多与脾胃气虚相关，尤其是脓成溃后，由于脾主肌肉功能失常，疮口脓水不断，脓汁清稀，愈合缓慢，久不收口。此时历代医家多认为需调补中土，方可促其康复。《丹溪治法心要》所说："乳房阳明所经，乳头厥阴所属，乳子之母，或厚味，或忿怒，以致气不流行，而窍不得通，汁不得出，阳明之血，热而化脓。亦有儿之口气锨热，吹而结核，于初起时，便须忍痛揉令软，气通自可消散。失此不治，必成痈疖。"许克昌在《外科证治全书》中记载："肌肉者，脾胃所主。收敛者，血气所关……毒尽宜敛，敛之法，但当大壮血气，纯补脾胃，不可泛敷生肌之药。盖毒盛自溃，毒尽自敛，如水到渠成，不容矫强，以图速效。若余毒未尽，妄敷生肌药，阻盖毒气，反致延边腐臭，为害非浅。"《疡科心得集》云："凡初起当发表散邪，疏肝清胃，速下乳汁，导其壅塞，则自当消散；若不散成脓，宜用托里；若溃后肌肉不生，脓水清稀，宜补脾胃。"

二、乳衄病理

乳头溢液，在历代文献中记载为"乳泣""乳涌""漏乳"等。明代《济阴纲目》云："未产前乳汁自出者，谓之乳泣。"现代中医将产前或停止哺乳后仍有乳汁溢出称为乳泣。《济阴纲目》中引用《妇人大全良方》的观点，认为"产后乳汁自出者，乃是胃气虚所致"。《外科冯氏锦囊秘录精义》将乳泣的病因概括如下：①胃气虚而不能敛摄津液；②气血大虚，气不卫外，血不荣里，而为妄泄；③产妇劳役，乳汁涌下，此阳气虚而厥也。综上，乳泣的病因可概括为脾胃虚弱，气血损耗太过，气虚摄纳无权。

对于乳头溢血，文献记载不多，论述较全面当推清代《疡医大全》，"妇女乳房并不坚肿结核，唯乳窍常流鲜血，此名乳衄"，即注意到乳头溢出血性液体而肿块并不明显的症状，并对其病因病机提出认识："乃属忧思过度，肝脾受伤，肝不藏血，脾不统血，肝火亢盛，血失统藏，所以成衄也。”指出本病与肝脾有关。肝主藏血，脾主统血，情志抑郁，则肝气不舒，郁久生热化火，血热妄行，旁走横溢而为溢血。肝脾不和，忧思伤脾，脾失统摄之权，血亦妄行。

近代学者对乳头溢液病因病机的认识更为深刻全面，认为与肝、脾、肾及冲任等均有关系，肝郁脾虚、气血不足、肾虚冲任失调为乳头溢液发生的基本病机。情志抑郁或忿怒，肝气郁结，疏泄失常，气机失调，乳管开合失调而致溢乳；或郁久化热，迫乳上行而外溢。脾胃虚弱运化无力，气血生成不足，统摄无权而致乳液或血液溢出，甚至随化随出。脾虚水湿不化，凝聚为痰，痰浊内停，冲任受阻，则月经不能下行，上泛为溢乳。又肾气亏虚，冲任失调，则气血失和，上为乳窍溢液，下为月经紊乱。故有“生乳在脾胃，排乳在肝肾，调节在冲任”之说。

三、乳癖病理

乳腺增生症是女性乳腺常见病、多发病，其发病率居乳腺疾病首位，好发于中青年女性，临床以乳房疼痛和乳房肿块为最常见临床表现，中医学将其归属“乳癖”范畴。

乳癖，其病名又有“奶癖”“奶粟”“乳核”“乳痣”“隐核”“乳痞”等。《医学传灯》中提到：“僻者，隐在两胁之间，时痛时止，故名曰癖，痰与气结也。”最早提出“乳癖”一词的是《中藏经》，但此处的“乳癖”是指婴儿不知饥饱，饮奶太多导致胸腹高喘呕吐乳汁，而不是关于妇女乳房的疾病。龚居中是首位将乳癖界定为乳房肿块的医家，其在《外科活人定本》中首次将乳癖与乳房肿块联系在一起：“乳癖，此证生于乳之上，乃厥阴，阳明之经所属也……何谓之癖。若硬而不同，如顽核之类。”《疡医大全》中描述了乳癖的临床特点：“乳癖乃乳中结核，形如丸卵，或坠重作痛，或不痛，皮色不变，其核随喜怒消长。”其对该病的命名、临床特点、病因病机进行了高度概括，被历代医家推崇，对后世定义乳癖起到了重要作用。时至清代，人们对乳癖这一病症的认识更为深入系统而全面，乳癖这一病名的定义由此而固定。清代《疡科心得集》曰：“有乳中结核，形如丸卵，不疼痛，不发热，皮色不变，其核随喜怒为消长，此名乳癖。”《外科真诠》云：“乳癖乳房结核坚硬，始如钱大，渐大如桃、如卵，皮色如常，遇寒作痛。”清代后乳癖有了较明确的病名和临床症状记载。

随着对乳癖认识的加深，不同医家对乳癖的病因病机有了不同的阐发，认为该病的发生与情志因素、饮食因素、劳倦内伤有所关联，与肝、脾、肾等脏腑及冲任二脉有着密切关系。关于乳癖的病因病机认识，主要有以下观点。

（一）肝郁气滞

《疡医大全》有云：“乳癖……多由思虑伤脾，怒恼伤肝，郁结而成也。”肝主疏泄，升发疏散，性喜调达，恶抑郁，若情志不舒，气机阻滞，导致乳房部位气血不畅，不通则痛。陈实功在《外科正宗》里也提到该病的发生与思虑伤及肝脾有关："乳癖……多由思虑伤脾，恼怒伤肝，郁结而成。"

（二）脾胃不和，痰瘀互结

《类证治裁》载："乳症多主肝胃心脾，以乳头属肝经，乳房属胃经""脾胃经脉布于两乳"。乳房是肝经、脾胃之大络循行处，与脾胃关系密切。脾胃在人身居中央，为后天之本，戊己为土，升发万物。脾主运化，胃主受纳，一纳一化，形成后天应有的纳化功能，脾之特性喜燥恶湿，胃之特性喜润恶燥，脾主升以上升为顺，胃主降以下降为和。脾为阴土，胃为阳土，脾胃两经互为表里，脾属阴为脏主里，胃为阳属腑主表，脾胃同居中焦，通过经络与其他脏腑互相联系，互相影响。脾主运化，脾功能异常，痰湿内聚，结于乳房，肝郁痰凝，气血瘀滞，乳络不通，俱成乳癖。

（三）冲任失调

宋代赵信《圣济总录》云："妇人以冲任为本，若失于调理，冲任不和，或风邪所客则气壅不散，结聚乳间，或硬或肿，疼痛有核。"首次指出"乳癖"之病机在于"冲任不和"。冲任二脉起于胞宫，其气血上行为乳，下行为经，冲任失调，上则乳房痰浊凝结而发病，下则经水逆乱而月经失调。

上述病因病机认识，均不离脾胃理论的核心：肝气郁结影响脾之健运而为患；痰瘀互结之源为脾虚湿蕴；冲任之气血来源于脾胃运化。可见脾胃在乳癖的发生中占有核心位置。脾是脏，胃是腑，脏属阴，腑属阳。脾与胃互为表里。在五行学说中，脾胃同属于土，而脾为阴土，胃为阳土，脾属湿土，而胃属燥土。脾与胃的功能，主要为运化水谷、化气、生血、统血四种，这些功能的获得，是"脾"与"胃"的生理功能正常运行的结果。脾与胃能产生纳化水谷精微，益气生血统血，滋养脏腑百脉。若脾胃健旺，则人体正气充足，就不易受到邪气的侵袭，即"四季脾旺不受邪"。若脾胃虚弱，纳运不佳，则人体易受疾病侵袭，即"百病皆由脾胃衰而生也"。乳癖与脾胃失调关系密切，脾为气血生化之源，后天之本，机体生命活动的延续有赖于脾胃运化的水谷精微。女子以血为本，脾胃可以化生经血，若脾胃功能正常，气血化生充足，可以滋生水谷精微以濡养冲任二脉，从而使冲任濡养乳房。若脾运化失健，津液无法敷布全身，痰、瘀阻于乳络，不通则痛，故乳房疼痛。若脾不升清，则水谷不能运化，气血生化无源；若脾胃功能正常，则诸阳升，浊阴降，气机通畅，阴阳气血归于平衡，诸病可愈。又如《不居集》曰："治病者，必先顾脾胃勇怯，脾胃无损，诸可无虞。"

四、乳岩病理

乳腺癌属于中医学"乳岩"的范畴，又称"乳石痈""石奶""乳疳""乳毒"。

从根本上说，脾胃运化失司，正气不足，日久致水液停留，聚而成痰，痰湿气血结于乳络，形成乳腺癌。

中医学认为正气不足、气血亏虚是乳岩发生的前提和决定因素。《外证医案汇编》有载："正虚则为岩。"《素问·灵兰秘典论》云："脾胃者，仓廪之官。"脾主运化、胃主受纳，脾胃是人体对饮食物进行消化吸收并输布精微物质到全身各处的主要脏腑，是气血津液所出之处。若脾胃健旺，吸收运化功能健全，则正气充足，人体不易受到邪气的侵袭，即"四季脾旺不受邪"。若脾胃虚弱，纳运不佳，不能化生气血精微，日久冲任空虚，五脏失养，邪气侵袭易乘虚而入，则人体易受疾病侵袭，"百病皆由脾胃衰而生也"。李杲在《脾胃论·脾胃虚实传变论》中论述了脾胃与元气的关系："元气之充足，皆由脾胃之气无所伤，而后能滋养元气，若胃气之本弱，饮食自倍，则脾胃之气既伤，而元气亦不能充，诸病之所由生也。"《丹溪心法》认为"乳房阳明所经，乳头厥阴所属"；《女科经纶》有言："妇人经水与乳，俱由脾胃所生。"上述文献分别从经络归属、生理功能等方面指出了乳腺与脾胃的密切关系。由此可知，乳岩的所谓"正气"，其核心是"后天之本"——脾胃。

"邪之所凑，其气必虚"，脾胃虚弱，气血生化不足，冲任空虚，易致邪气乘虚而入，两者合而为病。《医宗必读》进一步解释道："积之成也，正气不足，而后邪气踞之。"《黄帝内经》所说的"邪不可干"中的"邪"、《医宗必读》所提及的"邪气"，在乳岩中应理解为什么呢？邪，可以理解为病因。病因可分为六淫、疠气、七情内伤、饮食失宜、劳逸失度，产生痰饮、瘀血等病理产物，其他病因还包括外伤、虫毒、药邪、医过等。乳岩发病并非急性起病，无传染性，"邪"应理解为七情、饮食、劳逸、痰饮、瘀血。"女子乳房属肝"，七情最易伤肝，肝气郁结、肝火旺盛，引起气滞血瘀。饮食失调，伤及脾胃，运化失司，可有气虚，气不行则血停，血不行则成瘀，可有血瘀；无以运化水谷，则生痰饮。"脾虚不运，气不流行，气不流行则停滞而积"，气壅不散，结聚乳间，发为结节，脾胃运化失司，脾阳不升，浊阴不降，湿聚为痰，积累日久，痰湿气血互结乳络，而成癥积，乳腺出现肿块。由于正气不足，以致肝郁痰凝、痰瘀互结、冲任失调、正虚毒炽，发生乳腺癌或病情进一步发展。

根据邪气的性质不同和疾病的阶段不同，乳岩可表现为不同证型。肝郁痰凝证主症是随月经周期变化的乳房胀痛，精神抑郁或性情急躁，胸闷胁胀，脉弦；次症是喜太息，痛经行经后可缓解，月经失调（推迟或提前超过 7 天），舌淡，苔薄白。痰瘀互结证的主症为乳房肿块坚硬，乳房刺痛、痛处固定，舌质紫暗或有瘀斑，脉涩或弦；次症见乳房局部皮肤血络怒张，面色晦暗不泽或黧黑，痛经行经后不能缓解，月经色暗或有瘀块，舌底脉络增粗，苔腻。冲任失调证的主症为乳房疼痛无定时，月经失调（推迟或提前超过 7 天），舌质淡红，苔薄白，脉弦细；次症可见面色晦暗，黄褐斑等。正虚毒炽证的主症表现为乳房肿块迅速增大，乳房局部皮肤发热或间有红肿，乳房肿块破溃呈翻花样或创面恶臭溃口难收。次症为乳房疼痛，精神萎靡，面色晦暗或苍白，舌紫或有瘀斑，苔黄，脉弱无力或脉细数。

正气亏虚不仅是乳岩发病的前提，也是复发转移的先决条件，而余毒未清是复发转移的关键因素。正气亏虚与先天肾气不足及后天脾胃失养相关。脾乃后天之本，正如《医宗必读》中所言“一有此身，必资谷气，谷入于胃，洒陈于六腑而气至，和调于五脏而血生，而人资之以为生者也”，后天失养，导致正气亏虚，易致癌瘤复发转移。

全国首批名老中医林毅教授尊古而不泥古，参诸论而有己见，提出乳腺癌发生、发展的“二元理论”：一是肿瘤细胞（种子）的存在及其增殖生长；二是机体内环境失衡状态下自身抗肿瘤能力也就是“正气”的减弱。林老认为，乳腺癌的发生主要是乳腺局部病变与全身机体功能失衡共同作用的长期演变结果。而遗传因素与感受致癌因子是引起乳腺局部病变的主要原因。乳腺局部病变（先天禀赋及致癌因子所致形成癌的“种子”）并不一定发展成乳腺癌，还要依赖发展演变的土壤。“种子”在发芽前是安静的，可以理解为以 G_0 期状态休眠于体内；一旦“春天”来临，即机体抵抗力下降，“种子”有机可乘，在适宜的土壤中随即发芽、游窜与生长。而机体平衡的打破为乳腺癌的发生发展提供了这样的土壤。不良的情志、饮食、过劳等因素可影响脏腑、经络、气血功能的平衡状态，机体功能平衡的打破存在量变与质变过程，量变的过程是机体还具有代偿能力，临床可以没有症状。如果这些不良因素没有去除，持续影响机体到质变阶段，则会出现肿块等临床症状，就是失代偿的表现，也就是机体平衡被打破的表现。林老强调，气滞、血瘀、痰凝在乳腺癌的发生过程中所起的作用，是在脏腑、经络、气血功能异常的基础上进一步影响患者机体内环境的平衡，从而降低人体自身抗肿瘤细胞的能力，即影响癌细胞存在的“土壤”，也就是削弱中医所说的“正气”，扮演的是“促癌”角色。

综上所述，乳腺癌的发生、发展是一个因虚致实、因实更虚、虚实夹杂的过程，其病本虚而标实，脾胃失司、正气亏虚既是疾病发生的前提条件，又是疾病发展、复发、转移的重要原因。

（陈前军）

第三章　补土理论与乳腺科疾病的治疗

第一节　乳腺炎的治疗

一、急性哺乳期乳腺炎

急性乳腺炎，是在乳汁淤积的基础上，细菌通过乳头或血液循环进入乳房引起的急性化脓性感染性疾病。其致病菌多为金黄色葡萄球菌，链球菌少见。乳汁淤积和细菌侵入是急性化脓性乳腺炎的两个重要发病因素。产后体虚、免疫力低下、母亲个人卫生状况较差，容易发生本病。急性乳腺炎属中医学“乳痈”范畴，是指由热毒入侵乳房而引起的急性化脓性疾病，即痈肿之发于乳房者，此病名首见于晋代皇甫谧《针灸甲乙经》，又名妬乳、乳毒、吹乳、乳根痈、乳痈等。明代申斗垣《外科启玄》中记载“乳肿最大者曰乳发。次曰乳痈。初发即有头曰乳疽……有孕为内吹。有儿为外吹”，明确将乳痈按有孕、有儿分为内吹和外吹两种类型，明确指出发于哺乳期的称为“外吹乳痈”；发生于妊娠期的称为“内吹乳痈”，此后医籍多沿用“外吹”病名称呼哺乳期外吹乳痈。如明代陈实功《外科正宗》亦用内吹、外吹病名，与现代所谓内吹乳痈、外吹乳痈一致。临床上以外吹乳痈最为常见，占全部病例的90%以上，其特点是乳房局部结块，红肿热痛，溃后脓出稠厚，伴有恶寒发热等全身症状。宋代宋徽宗赵佶敕《圣济总录》指出“……疼痛有核，皮肤焮赤，寒热往来谓之乳痈”。其总结了乳痈的临床症状表现。又有明代汪机《外科理例》、清代吴谦《医宗金鉴》，不仅描述乳痈症状更为具体，而且指出脓成宜早期排脓引流，否则有传囊之变。

金元时期朱震亨《丹溪心法》记载“乳房阳明所经，乳头厥阴所属”，指出了乳腺与脾胃的密切关系。脾胃在维持乳腺生理功能及疾病发生中发挥了重要作用。清代萧埙《女科经纶》指出“妇人经水与乳，俱由脾胃所生”。脾胃乃后天之本，脾胃功能正常，气血生化源源不息荣养全身。脾胃运化之精微，上行为乳，下行为经。若脾胃运化失健，不能化生气血精微，日久冲任空虚，五脏失养，外邪侵袭易乘虚而入。金元时期李杲《脾胃论》言：“元气之充足，皆由脾胃之气无所伤，而后能滋养元气，若胃气之本弱，饮食自倍，则脾胃之气既伤，而元气亦不能充，诸病之所由生也。”若产后妇人饮食不节，过食膏粱厚味，或情志不畅等，均可致脾胃运化失调，脾阳不升，浊阴不降，湿聚为痰，积累日久，痰湿气血互结乳络，乳腺出现肿块，郁久化热，热盛肉腐而成脓，发为乳痈，此乃因郁致乳疾。《素问·阴阳应象大论》言："五脏皆得胃气乃能通利。"说明人体脏腑之气的升降、交通、相济为用，全赖脾胃居中的斡旋作用。金元时期朱震亨《丹溪治法心要》提出"凡郁皆在中焦"，认为治疗郁证的关键在于调治中焦。金元时期李杲论郁，重在脾土，亦认为郁证无论虚实，皆与脾胃密切相关，主张脾气壅滞是郁证产生的关键，治郁之关键在于调节脾胃功能，恢复气机升降。因脾虚湿邪内生，湿易困脾，加重其损伤，使湿邪更盛，阻于中焦，升降之枢纽被阻，诸郁丛生，脾伤益甚，形成恶性循环。随着脾胃损伤程度的不断加重，内环境日益失衡，痰瘀搏结渐深，郁结于乳房。因此，乳病治疗中，当时时不忘补脾、醒脾、健脾以启运化，祛痰湿以化浊，以恢复中焦之升降。故历代医家治疗乳痈非常重视调治中焦脾土功能。

（一）病因病机

现代《中医外科学》中定义乳痈是由热毒入侵乳房而引起的急性化脓性疾病。乳痈之成，外因多为产后哺乳，乳头破损，外毒之邪入络；内因多为厥阴之气不行，阳明经热熏蒸，肝郁与胃热相互搏结，引起乳汁淤积，乳络阻塞，气血瘀滞，郁久化热，热盛肉腐，肉腐成脓。乳房与经络关系密切，足阳明胃经行贯乳中；足太阴脾经络胃上膈，布于胸中；足厥阴肝经上膈，布胸胁绕乳头而行；足少阴肾经上贯肝膈与乳联；冲任二脉起于胞中，任脉循腹里，上关元至胸中；冲脉夹脐上行，至胸中而散。故有"男子乳头属肝，乳房属肾；女子乳头属肝，乳房属胃"之谓。目前医家对乳痈病因病机的认识以感受外邪、乳汁郁积、肝郁胃热为主要病因。

1. 感受外邪

妇女产后体虚，汗出当风，露胸授乳而感受风邪；或婴儿含乳而睡，口气焮热，热气鼻风吹入乳孔；或乳头破损、皲裂，外邪入侵，皆可导致乳络闭塞，乳汁郁积，郁久化热，发为乳痈。宋代宋徽宗赵佶敕《圣济总录》曰"足阳明之脉，自缺盆下于乳，又冲脉者，起于气冲，并足阳明之经，夹脐上行，至胸中而散，盖妇人以冲任为本，若失于将理，冲任不和，阳明经热，或为风邪所客，则气壅不散，结聚乳间……然风多则肿硬色白，热多则肿焮色赤"，认为乳痈之起病与冲脉、足阳明经脉关系密切，因妇人以冲任为本，若冲任不和，则阳明胃经热，风邪侵袭则易发乳痈。该段文字后进一步论述"又有因乳子，汗出露风，邪气外客，入于乳内，气留不行，传而为热，则乳脉壅滞，气不疏通，蓄结成脓，疼痛不可忍，世谓之吹奶"，即认为吹奶的病因病机为因喂养母乳时汗出而受风邪侵袭，使气留不行，传变为阳明胃经中土脏腑之热，乳脉壅滞成脓。并有明代朱橚《普济方》中记载"产后冲任不足，气血俱虚，潜行入于足阳明之脉，其直行者，从缺盆下乳内廉下，侠脐入气冲中。冲脉者起于气冲并足阳明之经，夹脐上行，至胸中而散也。其经为邪热冲则血为之击搏，气为之留滞。击搏则痛作，留滞则肿生”，即认为乳痈、妬乳的主要病因病机是产后冲任不足、气血俱虚，因虚致实，邪热客于足阳明胃经，中土失衡以致气滞血瘀而发病。

2. 乳汁郁积

新产妇由于乳头娇嫩，婴儿吮吸咬嚼致乳头破损，上结黄餍，乳窍受阻，汁不得出；或乳汁多而少饮，吮吸不尽，乳汁未及时排空；或产妇乳头先天凹陷，排乳不畅，影响哺乳；或断乳不当，宿乳瘀滞等，均可导致乳汁不畅，乳络阻塞，宿乳壅积，郁久化热，热盛肉腐，肉腐成脓而成乳痈。隋代巢元方《诸病源候论》记载：“此由新产后，儿未能饮之，及饮不泄；或断儿乳，捻其汁法不尽，皆令乳汁蓄结，与血气相搏，即壮热、大渴引饮，牢强掣痛、手不得近是也。”其认为妬乳病因有两种情形：一为妇人新产后，婴儿未能吸乳，或虽吸乳而乳汁排泄不畅；一为小儿断乳后，手捻乳汁而未排尽。这两种病因均造成乳汁蓄结，使乳汁与血气相搏，形成了壮热、大渴等实热证候。此外，在《诸病源候论》中“足阳明之经脉，有从缺盆下于乳者……亦有因乳汁蓄结，与血相搏，蕴积生热，结聚而成乳痈”，该段文字亦认为外吹乳痈是由于乳汁蓄结与血相搏蕴积生热而成，与足阳明胃经相关。

3. 肝郁胃热

女子乳头属足厥阴肝经，主疏泄，调节乳汁分泌。女子乳房属阳明胃经，乳汁为气血所化，源出于脾胃。若乳母不知调养，精神紧张，忿怒郁闷，致肝气郁滞，厥阴之气不行，肝郁克脾土，可致乳络不畅，乳汁壅积结块而成乳痈。若产后饮食不节，恣食膏粱厚味，伤及脾胃，运化失司，胃热壅盛，湿热蕴结，亦可致气血凝滞，阻塞乳络而成乳痈。金元时期朱震亨《丹溪心法》记载“乳痈，乳房阳明所经，乳头厥阴所属。乳子之母，不知调养，怒忿所逆，郁闷所遏，厚味所酿，以致厥阴之气不行，故窍不得通而汁不得出；阳明之血沸腾，故热甚而化脓。亦有所乳之子，膈有滞痰，口气焮热，合乳而睡，热气所吹，遂生结核”，即认为乳痈形成不仅与足厥阴肝经相关，更与足阳明胃经密切相关。乳母之怒忿、郁闷情绪使中焦气机或逆或滞，再兼饮食厚味生热，脾胃中土运化失司，使足厥阴肝经气机不畅，又有足阳明胃经血热化脓，故成乳痈。

（二）治疗

现代医学治疗急性乳腺炎的药物主要是针对病因使用抗生素。目前抗生素的品种很多，广谱抗生素也不少，针对急性乳腺炎多为金黄色葡萄球菌所致，可选用青霉素、头孢类抗生素或根据血培养、脓液培养加药敏结果选用抗生素，尤其是在取得药敏试验结果后，有针对性地选择用药，会取得满意的疗效，特别是并发脓毒败血症者。但是，抗生素类药物属寒凉之品，寒性收引凝滞，用后会导致气血凝滞，炎症组织机化，形成“欲消不消、欲脓不透”之慢性炎性“僵块”，导致病程延长，迁延反复。并且，急性乳腺炎多因乳络阻塞，乳汁壅积，日久化热，热盛肉腐而成，并非真正的感染性炎症，对此类“炎症”抗生素往往是无效的。而近年来由于抗生素的滥用，细菌耐药问题日益严重，感染灶内抗生素的浓度达不到治疗水平，疗效并不理想。特别要指出的是，急性乳腺炎大多发生于哺乳期妇女，应用抗菌药物时必须考虑药物对哺乳儿有无不良影响。因此，是否需要使用抗生素，医者需要权衡利弊选择。而传统的手术切开排脓存在切口长、组织损伤大、痛苦多、愈合时间长、影响哺乳、愈后瘢痕明显等不足。

乳痈是中医治疗的全程优势病种。中医乳腺病名家林毅教授带领团队在长期临床实践中本着“祛邪不伤正，祛腐可生新”的治疗原则，总结创立“燮理阴阳、立法衡通”理论，运用中医综合疗法，内外合治。内治从“通、衡”立法，平衡脏腑，从六郁治乳，其中尤其重视调理患者的脾胃运化功能。正如金元时期朱震亨《丹溪治法心要》所曰“凡郁皆在中焦”，治中焦以衡，治中焦以运。郁滞期治疗关键以“通”为主；成脓期关键是彻底排脓，“引”“托”并用，以达腐去肌生之目的；溃后期关键以“补”为主，益气健脾养血、促进愈合。外治从“通”立法，采用“提脓祛腐”中医综合外治法。全程中医药内外合治该病，其中治疗乳痈的外治法直接作用于患处，虽不直接作用于脾胃，但邪去则正安，有助于恢复中土气机之运化，乳络则通。“燮理阴阳、立法衡通”中医内外合治综合疗法具有创伤小、瘢痕小、复发率低、疗程短、乳房变形小且可避免形成乳漏、不影响治愈后哺乳等优点，优于刀切排脓，临床疗效显著。

1. 内治

急性化脓性乳腺炎究其病因多为肝郁胃热、乳汁淤积，其发病急、传变快，损伤乳络，影响哺乳。治疗得法可消而散之，若处理不当或延误时机，极易形成脓肿，徒增刺烙、切开引流之苦。郁滞期治疗必须坚持以消为贵，消法能使结聚之毒邪消散于无形，即使不散，亦能使毒邪移深居浅，转重为轻。及时采用内治与外治相结合的综合疗法，可避免成脓之苦。

（1）郁滞期

1）郁滞早期

要点 此期乳腺及导管内有乳汁淤积，可伴乳头皲裂，乳头刺痛，输乳管阻塞不通。乳痈关键在于早治，此期辨证属肝郁气滞证，当以通消为主。用药不可滥投苦寒伤胃之品，否则会形成“欲消不消、欲脓不透”之僵块，需始终贯穿益脾气、暖脾胃之理念。

证候特点 以乳汁分泌不畅、乳房肿胀疼痛为特征，结块或有或无，皮色不

红或微红，皮温不高或微高，或有形寒身热，舌质淡红或红，苔薄白或薄黄，脉弦，全身症状不明显或伴有发热、头痛胸闷等症状。可伴乳头皲裂，乳头刺痛。

治法　疏肝清胃，通乳消肿。

代表方剂　瓜蒌牛蒡汤加减。

基本处方　全瓜蒌15g，牛蒡子15g，蒲公英15g，桔梗10g，郁金15g，青皮15g，漏芦30g，丝瓜络15g，陈皮10g，白术30g，枳实15g，莱菔子15g。

方解　本方清热疏肝、通降阳明，所用全瓜蒌、牛蒡子、蒲公英、青皮、漏芦、丝瓜络，亦都归属胃经；且重视行气健脾，调达中焦气机，选用白术、枳实、莱菔子运脾行气，润肠通便；陈皮理气、温中运脾，助脾胃阳气生发，通络化痰，消散肿块。

随症加减　乳汁壅滞明显者，加王不留行15g，路路通15g以通乳络散积乳；伴乳房结块韧硬者，加炮山甲10g（先煎，代），生牡蛎30g（先煎），皂角刺10g以溃坚破结；气郁甚者，加川楝子15g，枳壳15g以理气解郁；产后恶露未尽者，加川芎10g，莪术15g，益母草15g，鸡血藤30g以活血祛瘀。

2）郁滞化热期（酿脓期）

要点　因失治误治，郁滞早期乳汁未能得到充分疏通，致郁滞化热。一般乳汁郁滞不通伴发热2～3天即导致郁久化热，热盛肉腐，肉腐成脓。此期辨证属肝郁化热，当以清消为主。

证候特点　乳房结块红肿热痛，发热或伴有恶寒，头身疼痛，舌质红，苔黄，脉数。

治法　疏肝清热，通络消肿。

代表方剂　瓜蒌牛蒡汤加减。

基本处方　全瓜蒌15g，牛蒡子15g，蒲公英15g，桔梗10g，郁金15g，青皮15g，漏芦30g，丝瓜络15g，陈皮10g，白术30g，枳实15g，莱菔子15g，黄芩10g。

方解　本方在郁滞早期处方的基础上，加黄芩以清肝胃蕴热。

随症加减　热甚者加生石膏30g（先煎）；口渴者加天冬30g，天花粉15g以养阴生津止渴。

同时以炒麦芽120g，炒山楂60g，五味子15g浓煎频服以消滞回乳，通乳与回乳相结合。可暂时减少乳汁分泌，减轻瘀乳对乳房的压力，有利于愈后继续哺乳。

（2）成脓期

要点　乳痈郁滞期未能及时治疗或失治误治，病情进一步发展，引起局部组织破坏、坏死、液化，“热盛肉腐、肉腐成脓”。大小不一的感染灶相互融合形成脓肿，脓肿可为单房或多房。此期属胃热壅盛证，治疗当以透托为要，兼以清热解毒，清热之中配合理气、通乳、消结、散瘀之品。临证用药注意，切不可妄投寒凉之品，以免损伤脾胃正气，脓成不透，延长病程。若产后妇女气血两虚，难以托毒外出，证属正虚毒盛，治疗当以补托为主。

证候特点　乳房肿块增大按之应指，皮肤灼热，疼痛剧烈，溲赤便秘，舌质红或红绛，苔薄黄或黄腻，脉弦或滑数。

治法　托里排脓，清热解毒。

代表方剂　透脓散加减。

基本处方　炮山甲 10g（先煎，代），生牡蛎 30g（先煎），皂角刺 10g，王不留行 15g，蒲公英 15g，桔梗 10g，丝瓜络 15g，漏芦 30g，郁金 10g，青皮 15g，白术 30g，枳实 15g。

方解　全方托里透脓中兼顾健脾益气。炮山甲（代）、皂角刺、生牡蛎直达病所，消痈溃坚，通经透脓；郁金、青皮、漏芦、王不留行、丝瓜络行气散结；蒲公英清热解毒；桔梗引药上行；白术、枳实运脾行气，调畅中焦气机。

随症加减　产妇产后气血亏虚，脾气虚弱，加黄芪 30g，党参 15g 补中益气，托毒排脓；肿块较坚硬者，加浙贝母 15g，莪术 15g 以化痰祛瘀、软坚散结；或加入陈皮 10g 以更好地载药上行，使气行则血行，使脓成即溃；口渴者，加天冬 30g，天花粉 15g 以养阴生津；口干口苦，胁痛者加龙胆草 10g，车前草 15g 泻肝胆实火，清利湿热；皮肤、小便发黄者，加绵茵陈 15g，山栀子 15g 以清热利湿退黄；乳汁壅滞者，同时以炒麦芽 120g，炒山楂 60g，五味子 15g 浓煎频服以消滞回乳，减少乳汁对乳腺的压力。

（3）溃后期

要点　乳腺脓肿自溃或刺络或切开后若久不收口，脓水淋漓，时发时敛，形成瘘管或窦道。此期辨证为气血两虚、余毒未清。此期亦可称为窦道期，因肿块切开排脓后，久不收口，形成瘘管或窦道，反复溃破，致使溃口清稀脓水不断，病程较长，缠绵难愈，属阴证为主；或因过用抗生素或大剂量清热解毒中药后，血虚寒凝，痰瘀互结，形成“炎性僵块”，欲脓不脓，欲化不化。此时治疗当以健脾益气、扶正托毒为主，不应再予寒凉之品，因寒凉反伤中阳，气血更亏，阴阳两虚，疮口不敛。此期应用纯补脾胃、大益气血、暖脾和营之力以托毒散结，调达中焦气机，扶正固本，恢复乳房哺乳之功。

证候特点　或反复红肿溃破，或反复溃破后形成瘢痕，局部结块僵硬，溃口周围皮肤颜色暗红，或呈湿疹样改变，或乳汁从疮口溢出形成乳漏，全身症状不明显或伴有低热，伴面色萎黄少华，神疲乏力，食欲不振，或伴有低热，舌质淡红，苔白，脉细缓。

治法　扶正托毒，益气养血。

代表方剂　托里消毒散加减。

基本处方　黄芪 30g，党参 15g，白术 15g，云茯苓 15g，怀山药 15g，皂角刺 10g，蒲公英 15g，炒白扁豆 20g，砂仁 10g（后下），陈皮 10g，炒麦芽、炒稻芽各15g，桔梗10g。

方解　方中黄芪、党参、白术、云茯苓、怀山药、炒白扁豆健脾益气养血；皂角刺、蒲公英清热解毒排脓；砂仁、陈皮、炒麦稻芽行气醒脾，升清降浊，调畅中焦气机；桔梗引药上行。全方益脾胃、养气血、解热毒，以防毒邪旁窜、脓毒内陷，导致危候。

随症加减　溃后结块热痛者，加炮山甲10g（代），金银花15g以溃坚通络清余热；头晕乏力者，加红枣5枚，鸡血藤30g以健脾益气养血；不思饮食者，加神曲15g，山楂15g，鸡内金15g以消滞开胃；便溏者，加薏苡仁30g，芡实15g健脾祛湿。

（4）收口期

要点　乳痈脓腐已尽，则进入收口期。此期以“调补”为关键，健脾和胃，促进愈合。收口时，因患者产后及久病正气虚弱，多表现出疲倦乏力，口淡，不思饮食，辨证以脾胃失和、气血两虚为主，治总以“健脾和胃”为法，恢复中焦升降枢纽功能，以达内环境平衡。

1）脾胃虚弱

证候特点　胸脘痞闷，饮食不化，形体消瘦，面色萎黄，舌淡苔白腻，脉细。

治法　健脾益气。

代表方剂　参苓白术散加减。

基本处方　党参15g，白术15g，云茯苓15g，怀山药15g，炒白扁豆20g，薏苡仁30g，桔梗10g，陈皮10g，砂仁10g（后下），生姜5片，红枣5个。

2）脾虚湿困

证候特点　不思饮食，脘腹胀痛，呕吐痞闷，气虚肿满，嗳气吞酸，肢体沉重，舌苔白腻而厚，脉细。

治法　健脾益气，燥湿和胃。

代表方剂　参苓白术散合平胃散加减。

基本处方　党参15g，白术15g，云茯苓15g，怀山药15g，炒白扁豆20g，砂仁10g（后下），薏苡仁30g，桔梗10g，厚朴15g，苍术15g，陈皮10g，炒麦芽、炒稻芽各20g。

3）脾虚湿浊中阻

证候特点　口淡乏味，胸闷不饥，身重疼痛，午后身热，舌淡不渴，脉弦细而濡。

治法　健脾益气，清利湿浊。

代表方剂　参苓白术散合三仁汤加减。

基本处方　党参15g，白术15g，云茯苓15g，怀山药15g，炒白扁豆20g，砂仁10g（后下），生薏苡仁30g，白蔻仁15g，北杏仁15g，神曲15g，鸡内金15g，炒山楂15g，炒麦芽、炒稻芽各30g。

4）脾虚湿热内蕴

证候特点　气短乏力，食少便溏，腹满，口中渴，舌苔黄腻，脉滑。

治法　益气健脾，清热利湿。

代表方剂　四君子汤合茵陈蒿汤加减。

基本处方　党参 15g，白术 15g，云茯苓 15g，甘草 10g，绵茵陈 15g，栀子 15g，瓜蒌皮 15g，薤白 15g，神曲 15g，鸡内金 15g，山楂 15g，炒麦芽、炒稻芽各 30g。

2. 外治

（1）郁滞期　郁滞早期，局部热敷后揉抓排乳，充分排除宿乳，消除病因。郁滞期采用揉抓排乳手法治疗，直接作用于患处，可通郁闭之气，消瘀结之肿，达到理气散结、调和气血、通乳泻热的目的。乳汁排出通畅是治疗成功的关键，既减轻了乳腺管的压力，又缓解了周围血管和淋巴管的压力，对乳房肿块的消散起到了良好的促进作用。本法从根本上消除了病因，疏通乳络，临床疗效显著。

郁滞化热期，外治首选加味金黄散水蜜膏（加味金黄散用适量水和蜂蜜调配成膏状）外敷红肿处，可清热消肿、散结止痛。配以指压头临泣、足临泣穴位，减少乳汁分泌。乳汁稠厚形成积乳囊肿者，予 B 超定位下粗针穿刺抽液以减少积乳，避免成脓。需要指出的是，郁滞化热（酿脓）期，热毒壅聚，乳络阻塞，热敷无效，强行排乳可致热毒旁窜，治应先抑其邪势，金黄散水蜜膏外敷箍托内脓，待乳腺红肿热痛减轻再排宿乳，多见如丝状黄黏乳或灰黄乳排出。

（2）成脓期　本着“祛邪不伤正，祛腐可生新”的治疗原则，采用“提脓祛腐”中医综合外治疗法，包括火针洞式烙口引流术、提脓药捻引流术、搔刮捻腐术、拖线疗法、垫棉绷缚、中药敷贴等多种外治法，祛除瘀腐，恢复正气，生新长肉。

（3）溃后期及收口期　溃后脓腐未尽时，采用“提脓祛腐”中医综合外治疗法，同成脓期。脓尽收口时，可予蝶形胶布牵拉引流口，垫棉绑缚收口。伴有慢性炎性僵块者，皮色无红肿、无压痛之阴肿者，用四子散药包（白芥子、莱菔子、苏子、吴茱萸各 120g）热敷乳房僵块处，可达温阳理气、化痰散结、助脾胃阳气生发之功，可使未成脓者速散，已成脓者速溃，缩短疗程，减少复发。四子散药包热敷每日 2～3 次，每次 30 分钟，温度掌握在 38～41℃。

若发生袋脓或传囊之变，可作辅助烙口引流；若疮口溢乳不止形成乳漏，可在疮口一侧用垫棉法加压，促使收口。

（三）预防与调摄

哺乳期积极排空乳汁是预防急性乳腺炎的关键。对于合并乳头内陷者，应在怀孕前积极矫正，有利于日后哺乳通畅。对于重度乳头内陷者、乳汁不能排出者，建议分娩后即回乳以防急性乳腺炎发生。急性乳腺炎治愈后应定期复查，提高人体正气是预防其复发的重要内容。正如《素问》曰“正气存内，邪不可干”。人体正气指人体抗病能力和组织修复能力，包括元气、营气、卫气、宗气。元气禀于先天，藏于肾中，赖后天脾胃精气以充养，维持人体生命活动的基本物质与原动力。营气、卫气、宗气均是在元气推动下，由脾胃运化之水谷精微所生。因此脾肾是人体正气的根本，而两者中，以后天养先天为要，因此在乳痈随访中应重视调理患者的脾胃运化功能。嘱其保持心情舒畅，忌恼怒忧郁，劳逸结合，防止不良精神刺激致肝脾失和，或过度疲劳诱发或加重本病。饮食上减少肥甘厚腻摄入，忌辛辣、刺激之品，宜食清淡而富有营养之品，如西红柿、鲜藕、丝瓜、牛奶、瘦肉汤、黄瓜、赤小豆、绿豆、山慈菇、豆腐、蛋、陈皮、黄芪、党参、怀山药、花生等。以达中焦气机调畅、脏腑平衡、气血顺畅、经络疏通，避免痰湿瘀阻乳络而导致复发为目的。

（朱华宇）

二、慢性乳腺炎

（一）乳头乳晕后脓肿

乳头乳晕后脓肿又称乳管瘘、乳晕下脓肿伴鳞状上皮化生或 Zuska 病[1, 2]。该病由 Zuska 1951 年首先报道，后以其名字命名。国内顾伯华因其溃后脓液中夹有粉刺样物质将其命名为粉刺性乳痈，在 1986 年编著的《实用中医外科学》中首次报道[3]。

本病临床以乳头凹陷、乳头黏稠或膏状分泌物、乳晕处瘘管、反复发作的乳腺脓肿为主要表现，可发生于青春期后任何年龄段女性，常为单侧乳房发病，亦偶有双侧发病。其临床特点是：①多发生在非哺乳期妇女；②大多数伴有先天性乳头内陷畸形，乳头呈一字型内陷或中央型内陷；③挤压乳头常可见乳孔有白色或黄白色带臭味的脂质样分泌物；④发病部位多为大输乳管、输乳窦处，首发肿块多发生在乳晕部后方，范围多不超过乳晕，成脓后可稍向外扩展，但脓肿范围多局限；⑤成脓时伴红肿热痛，常于乳晕旁溃脓，溃破后脓液中夹杂粉渣样脂类物质；⑥反复化脓破溃，易形成乳管瘘；⑦易反复发作。

1. 病因病机

中医古籍文献中鲜有关于本病的明确记载，或散见于诸乳痈门下“不乳儿乳痈”所论。综近代中医乳房病各家所述，大多认为本病病因复杂，病机虚实互见。缘因该病与足阳明胃经、足厥阴肝经关系密切。《外科正宗》曰：“夫乳病者，乳房阳明胃经所司，乳头厥阴肝经所属。”本病患者素有乳头凹陷，肝络失于通畅。

肝气郁滞日久，克伐脾土，以致脾胃失其健运，升清降浊功能失调，痰浊内生。久则气滞血瘀，营血不从，聚而成肿，郁久化热，腐肉为脓，久则破溃成瘘。其中，乳头凹陷、肝络失于通畅是其发病的基本条件；木郁土壅、脾虚胃热是本病主要的发病机制，气滞、血瘀、痰浊、热毒等结于乳络是本病的病理及临床表现。在疾病的发生发展过程中，各家多重视肝经气机不畅与致病的相关性，而在疾病的预防及后期的治疗中，尤其强调关注恢复脾胃运化之正常功能。如《素问·至真要大论》所云“诸湿肿满，皆属于脾”，《素问·刺法论》曰：“正气存内，邪不可干，邪之所凑，其气必虚。”

现代医学关于本病的发病原因目前尚不明确，吸烟、雌激素及促性腺激素水平过高，以及食用过多含甲基黄嘌呤的食品等是否对本病有影响尚存争议。国外研究提示吸烟是乳晕下脓肿明确的危险因素，但国内女性中并未发现其确切相关性。目前多考虑乳头乳晕后脓肿的发生可能与乳头发育不良、乳头凹陷、先天性乳管开口畸形等相关。由于乳腺输乳管上皮鳞状化生，形成角栓，阻塞导管腔，乳腺导管扩张并局部破溃，导管内容物经破溃区域渗漏到导管周围间质引起化学性炎症反应，形成乳晕下脓肿，脓肿破溃形成皮肤瘘管或窦道。病理检查中可见乳头乳晕后的乳管组织原有的被覆上皮出现鳞状上皮化生，伴有角化，导管周围见淋巴细胞、浆细胞及嗜酸粒细胞浸润，且伴有明显炎性肉芽组织形成。周边乳腺组织导管周围呈普通慢性炎症改变。本病后期可继发细菌感染，金黄色葡萄球菌及消化链球菌、拟杆菌等厌氧菌均有报道，其他少见的细菌感染包括念珠菌、结核杆菌和其他分枝杆菌属等。

2. 治疗

（1）内治 本病临床表现复杂多样，发展可急骤亦可缓慢，病程可数周亦可数月至数年，临床可分为溢液期、肿块期、成脓期、瘘管期。各期因其表现不同，治疗中应充分把握本病的临床特点，辨期与辨证相结合，未溃重内治，已溃重外治，灵活运用内治法和外治法，尤其是多种具体治疗方法的有序配合使用[4-7]。

1）溢液期

要点 乳头白色脂质样或粉渣样分泌物是本病的一种早期表现，也可能是少数患者的唯一表现，多为被动溢出。如能及时将乳管内分泌物排出，或减少分泌物生产，将大大减少乳头乳晕后脓肿形成的机会。本阶段中医药内外合治，外用拔罐法合手法排出乳头分泌物，配以内服中药疏肝健脾，肝主疏泄，肝经乳络排泄顺畅，类脂质分泌物内积减少；脾气健运，饮食入胃，水谷精微正常输布运化，则不生痰湿，亦不越位，乳络中的类脂质分泌物亦自随之减少。辨证当属肝郁脾虚证。

证候特点 临床表现以乳头溢液为主，多为被动性、间歇性乳头溢液，多有乳白色脂质样物质，并带有臭味，乳房皮色不变，患者或伴胸胁、乳房胀痛等症，舌淡红，苔薄白，脉弦。

治法　疏肝理气，健脾利湿。

代表方剂　柴胡疏肝散加减。

基本处方　柴胡 15g，制香附 10g，川芎 10g，陈皮 15g，当归 10g，白芍 10g，枳壳 10g，夏枯草 15g，白术 15g，薏苡仁 20g，茯苓 15g，生山楂 15g，炙甘草 5g。

方解　柴胡、陈皮、制香附、枳壳疏肝理气行滞；当归、川芎养血活血；夏枯草清泻肝火；白芍柔肝缓急；白术、茯苓、薏苡仁、生山楂健脾利湿消滞；炙甘草调和诸药。

2）肿块期

要点　肿块初起，当以消法为宜。《疡科纲要》曰“治疡之要，未成者必求其消，治之于早，虽有大证而可以消于无形”，故中医外科学中消托补是其治法总则，而又以消法为首。历代医家亦都推崇早期以消为贵，但中病即止，不宜苦寒过重，以免重伤脾胃。本阶段中医药内外合治，可使肿块消散而愈。辨证多为肝经郁热证。

证候特点　乳头乳晕处疼痛并伴有肿块，肿块多局限于乳头乳晕后方，全身症状不明显，舌质红，苔薄黄或黄腻，脉弦或数。

治法　疏肝清热，和营消肿。

代表方剂　柴胡清肝汤加减。

基本处方　柴胡 15g，黄芩 10g，黄连 5g，山栀子 10g，当归 15g，川芎 10g，赤芍 15g，生地 15g，丹皮 10g，升麻 10g，炙甘草 5g，生山楂 10g。

方解　柴胡、当归、赤芍、川芎、丹皮疏肝理气，活血和营；黄芩、黄连、山栀子清热解毒；生山楂化瘀除脂；生地养阴生津。

3）成脓期

要点　本病成脓期当以托毒透脓为法，以扶助正气，透邪外出。强调“消托补”中的托法。成脓期虽有红肿热痛等热毒炽盛的表现，但中药苦寒直折散其火毒之邪后，当中病即止。脓为气血所化生，王洪绪在《外科证治全生集》云：“毒之化必由脓，脓之来必由气血，气血之化，必由温也。”而脾胃为气血生化之源，故而当在清热解毒之时，需重视温运脾胃，益气生血以托毒外出。脓未成时，可促其成脓，脓已成时促其溃脓，脓已溃时促其畅泄。本阶段辨证当属热壅毒滞，清热解毒是治疗的基础，但顾护脾气、托毒透脓是治疗的关键。

证候特点　乳房肿块软化，形成脓肿，按之应指，皮肤红肿灼热，疼痛剧烈，破溃后流出的脓液中常夹杂粉刺样或脂质样物质，常伴疲乏，溲赤便秘，舌质淡红或红，苔白腻或黄腻，脉滑数或细数。

治法　清热解毒，托里透脓。

代表方剂　透脓散加减。

基本处方　黄芪 30g，炮山甲 10g（代），皂角刺 10g，白术 10g，白芷 10g，川芎 10g，牛蒡子 10g，当归 10g，金银花 15g，连翘 15g。

方解 炮山甲（代）、皂角刺溃坚散结、消痈透脓；黄芪、白术健脾益气托毒排脓；当归、川芎养血活血；金银花、连翘清热解毒。

4）瘘管期

要点 脓肿自溃或切开后久不收口，脓水淋漓，形成瘘管或窦道。内治主要责之于脾胃运化失常，正虚邪恋，故当以补为要，扶助正气，尤应重视益气健脾。辨证当属气血两虚、余毒未清证。

证候特点 溃后久不收口，或愈后不久又出现局部溃破，局部结块僵硬。溃口周围皮肤颜色暗红或瘀暗，疮面肉色不鲜，或伴面色无华，神疲乏力，食欲不振等全身症状。舌质淡红，苔薄白，脉细。

治法 健脾益气，托里消毒。

代表方剂 托里消毒散加减。

基本处方 黄芪30g，党参15g，白术15g，茯苓15g，怀山药15g，当归10g，川芎10g，炮山甲10g（先煎，代），皂角刺30g，金银花15g，桔梗10g。

方解 黄芪、党参、怀山药、白术、茯苓、当归、川芎益气健脾，养血活血，透脓托毒；炮山甲（代）、皂角刺直达病所，溃坚破结，通经透脓；金银花清热解毒消痈；桔梗排脓，并引药上行。

若后期余毒已清，无发热身痛，生肌收口时，法当健脾和胃、益气养血。脾胃虚弱者予参苓白术散加减治疗，脾虚湿困者予香砂六君汤或平胃散加减治疗，脾虚湿热内蕴者予四君子汤合茵陈蒿汤加减，脾虚湿浊中阻者予四君子汤合三仁汤加减。气血两虚者，选用八珍汤加减。

（2）外治

1）溢液期：拔罐疗法加手法：乳头内陷，分泌物排出不畅是本病发生和反复发作的原因之一，用火罐或乳胶罐置于乳头上负压拔吸2～5分钟，可以拔吸出部分乳头分泌物，并对凹陷的乳头有一定程度的拔伸作用，配以手法，可以进一步排出乳管内分泌物。

2）肿块期：中药贴敷疗法，早期可在拔罐基础上配合金黄散或四黄散外敷，有清热消肿止痛之效。

3）脓肿期：切开排脓术，脓成明显，当于局部浸润麻醉下行切开排脓术。

4）瘘管期：外科之法，最重外治。本阶段的治疗，当以外治为主。对于脓溃肿未消，疮口久不愈合，或反复发作者，当需利用溃口行合理、及时的外治。除手术切开外，临床应根据疾病不同特点灵活选用相适应的系列外治法，如拖线、冲洗、药捻、垫棉、绑缚、敷贴、使用祛腐和生肌外用药等。①拖线疗法：探针探查瘘管，以药线或药捻黏附丹药，从乳晕溃口向乳头引出以祛腐蚀管，利于腐去肌生。本法创伤小，能保持乳头的外形，对后续乳房的哺乳功能影响较小[8]。②手术治疗：目前认为手术是治疗本病的方法之一，如经中医清创祛腐术治疗后仍反复发作者，可选择手术治疗。手术的关键是要切除内陷的鳞状化生表皮及炎性坏死组织。分层缝合，对合严密，必要时放置引流，避免留有残腔等为手术治疗的要点，但手术有损伤邻近主导管的可能，对哺乳功能的影响尚有待观察。

3. 预防与调摄

（1）积极预防和矫正乳头内陷　乳头内陷，乳头后方大导管堵塞、排泄不畅是本病形成的主要原因，因此要积极预防和矫正乳头内陷。避免乳房和乳头的长期挤压，戴尺寸合适的乳罩，保证乳头能够良好发育；对于有俯卧习惯的少女，则要及时纠正，防止乳头遭受挤压，以免加重乳头凹陷的程度。如若乳头凹陷已经形成，可用手指经常提捏揪拉凹陷乳头，或可借助拔罐器，使乳头突起。重度乳头内陷的患者可考虑行乳头矫形术。

（2）清除乳管内淤积物　保持乳房清洁卫生，经常清洁乳头，通过负压拔罐法及手法，将乳管内瘀结的分泌物排出可大大减少本病的复发概率。

（3）情志调摄　不良精神刺激、过度疲劳均可诱发或加重本病，故患者应注意休息，劳逸结合，加强锻炼，保持心情舒畅，忌恼怒忧郁。

（4）饮食调摄　减少烟酒、辛辣、鱼腥发物等摄入，多食清淡而富有营养之品。

（刘晓雁　徐　飚）

（二）肉芽肿性乳腺炎

肉芽肿性乳腺炎，又称乳腺肉芽肿、肉芽肿性小叶性乳腺炎、乳腺瘤样肉芽肿等，是一种临床表现为非干酪样坏死，发病部位多集中于乳腺小叶，病理形成以肉芽肿为主要特征的慢性炎性乳房疾病。本病既往发病率低，但近年来临床病例明显增多。中医古籍对本病无明确记载，根据其初期以肿块为主，中期肉腐成脓，后期破溃渐成瘘管或窦道的临床特点，可将其归属于乳痈、乳漏、乳痰范畴。《外科理例》曰：“夫乳痈者，有囊蠹，有脓不针，则患遍诸囊矣。”《外科真诠》云：“乳漏，乳房烂孔，时流清水，久而不愈，甚则乳汁从孔流出。”《疡科心得集》曰：“有乳中结核，始不作痛，继遂隐隐疼痛，或身发寒热，渐渐成脓，溃破者，此名乳痰。”

1. 病因病机

现代医学对肉芽肿性乳腺炎的病因不十分清楚，大都认为其属于自身免疫性疾病，部分研究者推测与产后乳汁瀦留、服用雌激素、感染、创伤、化学刺激后引起的慢性肉芽肿反应有关[9-13]。

中医学认为肉芽肿性乳腺炎属中医外科疮疡范畴，但“内之症或不及其外，外之症则必根于其内也”，正气存内，邪不可干，而邪之所凑，其气必虚。肉芽肿性乳腺炎之所以病情缠绵、经久不愈，从源头来看，乃人体本气不足，正如陈实功在《外科正宗》中所论：“气血者，人之所原禀……人之命脉，全赖于此，况百病生焉，失此岂能无变，独疮科尤关系不浅。”《黄帝内经》云：“营气不从，逆于肉理，乃生痈肿”“人之一身，本于五脏，五脏皆本于胃脉会聚，结而为痈”。可见，脾胃理论在疮疡疾病的发生发展过程中具有重要作用。

《太平圣惠方》曰：“夫妇人乳痈者，由乳肿，结皮薄以泽，是痈也。足阳明之经脉，从缺盆下于乳，病起于阳明，阳明者胃之脉也。”“女子乳头属肝，乳房属胃”，肉芽肿性乳腺炎发病初始部位以乳房外周为主，故其发病与脾胃关系更为密切。

由上可知，无论从疮疡成因还是乳房病位来看，乳房之痈疡均不离脾胃。而《简明医彀》指出“致病之由，究其源有五：一天行时气，二七情气郁，三体虚，四外感，五食膏粱厚味，腥膻热毒”。结合肉芽肿性乳腺炎的现代病因学说，其发病的原因主要有以下几种。

（1）饮食因素 恣食生冷、肥甘，损伤脾胃，脾运失健则生湿聚痰。痰湿之邪性黏滞，易阻气机，痰气互结，经络阻塞则为乳痈。《女科撮要》曰：“妇人乳痈，属胆胃二腑热毒，气血壅滞。故初起肿痛，发于肌表，肉色赤。”

（2）情志因素 女性易为抑郁、忿怒、思虑等不良情绪所控，忧思伤脾，忿怒伤肝，致气机郁滞，蕴结于乳房胃络，经脉阻塞不通，轻则不通则痛，重则肝郁气血周流失度。《丹溪手镜》曰：“乳痈因厚味，湿热之痰停蓄膈间，与滞乳相搏而成。又有怒气激其滞乳而成。”

（3）滞乳停蓄 肉芽肿性乳腺炎的发病人群多为已婚经产妇，尤其是近期有生育、哺乳或流产史的女性，少数可见于妊娠期或哺乳期[5]。这提示妊娠、哺乳所致乳汁淤积可能是其病因。《仙传外科集验方》曰：“妇人乳痈，多因小儿断乳之后，不能回化；又有妇人乳多，孩儿饮少，积滞凝结；又为经候不调，逆行失道；又有邪气内郁而后结成痈肿。”此外，各种原因所致的异常泌乳，如高催乳素血症、垂体腺瘤、多巴胺受体拮抗剂及抗精神病类药的使用等，可能与本病发生有关[6]。滞乳停蓄导致本病的病机可能是：产后乳汁淤积或催乳素升高致乳腺分泌增多，导管内分泌物增多，乳腺小叶及导管膨胀扩张、结构破坏，分泌物外溢到小叶结缔组织内引起局部超敏反应[4]，从而导致乳腺肉芽肿形成而发病。

（4）外邪侵袭 周文采《外科集验方》曰：“夫乳痈者，内攻毒气，外感风邪，灌于血脉之间，发在乳房之内，渐成肿硬，血凝气滞或乳汁宿留，久而不散结成痈疽。”《普济方》曰：“风邪袭虚，荣卫为之凝滞，与夫婴儿不能吮乳，或乳为儿辈所吹饮而泄，或断乳之时，捻出不尽，皆令乳汁停蓄其间，与血气相搏，始而肿痛，继而结硬，至于手不能近前，乳痈之患成矣。”尽管既往认为肉芽肿性乳腺炎非细菌性感染所致，但近年来相继有肉芽肿性乳腺炎合并棒状杆菌感染的病例报道[14-16]，提示这种皮肤内生的革兰氏阳性杆菌可能与肉芽肿性乳腺炎发病有关，研究者推测棒状杆菌感染后可能通过某种机制诱发自身免疫反应[15]，从而诱发肉芽肿性乳腺炎并加速乳腺小叶损伤。此外，淤积的乳汁富含脂质，可能为细菌繁殖生长提供了良好的培养液，尤其是棒状杆菌这类亲脂性菌属。

综上，肉芽肿性乳腺炎的发病主因产后滞乳停蓄，加之饮食劳倦、痰湿内生，情志不遂、肝郁乘脾，又在外邪侵袭的诱因下，导致气、痰、瘀结聚成块而发。其发生、发展、预后转归均与脾胃盛衰有着密切关系。

2. 治疗

肉芽肿性乳腺炎目前尚未形成系统的治疗规范，常见治疗方法有手术治疗、激素治疗、免疫抑制剂治疗、抗生素治疗、期待疗法等。但单纯抗生素治疗疗效不明显，激素治疗及免疫抑制剂治疗因其毒副作用使患者无法长期坚持，疗效有限。而手术治疗要求尽量彻底切除病变组织，包括慢性炎性肿块、病变皮肤和病变导管系统，并要连带部分正常乳腺组织一并切除，否则极易出现复发和迁延不愈。由于病变范围广泛，术后常导致明显的外形变化，给患者造成较大的生理和心理负担。

（1）内治 明代陈实功深受东垣学说影响，提出“盖疮全赖脾土，调理必要端详”之说。指出“内之症或不及其外，外之症则必根于其内也”，中医药治疗疮疡类疾病，历史悠久。临床上，中医治疗肉芽肿性乳腺炎可取得较好的效果。治疗时，谨守“痈疽虽属外科，用药即同内伤”之原则，遵循《外科正宗》“疮全赖脾土”的思想，辨治过程紧紧围绕“脾土”的病机中心，根据疮疡初起、成脓、溃后三个不同阶段，“治在活法，贵在审详”，确立“消、托、补”的总治疗原则。“初期以消为贵”“中期以托为法”“后期以补为宜”。

1）初期（肿块期）：指肉芽肿性乳腺炎早期阶段，结合具体临床表现，以清消或温消立法。

①阳证

证候特点 局部高肿疼痛，皮肤不红或稍红，肤温稍高，苔薄白或黄，脉数有力。

治法 清胃解毒，消肿散结。

代表方剂 仙方活命饮加减。

基本处方 金银花 30g，防风 15g，白芷 10g，当归尾 10g，陈皮 15g，甘草 10g，贝母 10g，天花粉 20g，乳香 10g，没药 10g，皂角刺 10g，穿山甲 10g（代）。

方解 方中金银花、白芷清阳明之热，使邪从外透解；当归尾、防风疏厥阴之滞；乳香、没药行滞血；贝母、天花粉散肿结；穿山甲（代）、皂角刺通行经络，可引药直达病所；甘草、陈皮和中化浊，加酒更助活血通络之效。正如《丹溪手镜》曰：“盖乳房为阳明所属，乳头为厥阴所经。凡病皆阳明经也，治宜疏厥阴之滞，清阳明之热，行滞血散肿结。”

②阴证

证候特点 患部漫肿，皮色不变，酸痛无热，口中不渴，舌淡苔白，脉沉细或迟细。

治法 温中化痰，通络散结。

代表方剂 阳和汤加减。

基本处方 熟地30g，肉桂3g，麻黄2g，鹿角胶9g，白芥子6g，姜炭2g，甘草3g。

方解 《外科正宗》云："疮本发于阳者，为痈、为热、为实、为疼。此原属阳症易治，多因患者不觉，以为小恙，不早求治，反又外受风寒，内伤生冷；或又被医者失于补托，而又以凉药敷围，图其内消之以合病家之意，多致气血冰凝，脾胃伤败，使疮毒不得外发，必致内攻。"因此，临床所见阴证者，多因内外被寒凉克伐，当以温药和之。然痰凝血滞之证，若正气充足者，自可运行无阻，所谓邪之所凑，其气必虚，故其所虚之处，即受邪之处。故方中以熟地、鹿角胶大补精血，配合白芥子、麻黄、肉桂通行气血，以恢复脾胃输送气血之用；姜炭及甘草以温中土而散寒，恢复脾胃运化之体。诸药合之，共成解散之功。

2）中期（成脓期）：指肉芽肿性乳腺炎中期肉腐成脓阶段，肿块变软，形成脓肿，红肿热痛，按之应指。此期以托为法。

《外科正宗》云："气盛兮，顶自高而突起；血盛兮，根脚束而无疑……但肿疡时，如若无正气冲托，则疮顶不能高肿，亦不能痛；溃脓则无真阴相滋，则疮根不能收束，色亦不能红活收敛……故肉腐成脓，则当须内托以救其里，使胃气和平，荣卫俱行，邪气不能内伤。"而内托之法，当视其正邪虚实，分为透托法、益气托毒法、温阳托毒法分而治之。

①正邪俱盛

证候特点 脓成未熟，肿疡尚未溃破或溃而脓出不畅之实证。

治法 健脾透脓，解毒消痈。

代表方剂 透脓散加减。

基本处方 黄芪60g，穿山甲15g（代），川芎45g，当归30g，皂角刺20g，金银花30g，牛蒡子15g，白芷30g。

方解 方中黄芪健脾益气托毒；金银花、牛蒡子加强清热解毒之功；穿山甲（代）、皂角刺散结透脓。

②气虚毒盛

证候特点 局部表现为疮形平塌，难溃难腐；或溃后脓水稀少，坚肿不消，并出现精神不振，面色无华，脉数无力等。

治法 益气托毒。

代表方剂 托里消毒散加减。

基本处方 黄芪30g，党参15g，白术15g，茯苓15g，当归10g，川芎10g，

芍药 10g，皂角刺 30g，金银花 15g，白芷 15g，桔梗 10g，甘草 5g。

方解 以四君子汤内托以救其里，加黄芪益气健脾，当归、川芎活血通络，皂角刺透脓外出，以免脓毒旁窜深溃；金银花、桔梗清热消痈而上行，以防苦寒伤中。

③阳虚毒盛

证候特点 局部表现为疮形已成，漫肿无头，化脓迟缓，伴自汗肢冷、腹痛便泄、精神萎靡、脉沉细等。

治法 温阳托毒。

代表方剂 神功内托散加减。

基本处方 当归 20g，白术 15g，黄芪 15g，党参 15g，白芍 10g，茯苓 10g，陈皮 10g，附子 10g，木香 5g，炙甘草 5g，川芎 10g，穿山甲 10g（代），干姜 10g，大枣 10g。

方解 以黄芪、党参、大枣甘温之品，以补中气，升清阳，佐以干姜、附子辛热之品温脾阳，使疮疡毒邪移深就浅；穿山甲（代）透毒外出，变疮形平塌下陷之逆，为高肿突起之顺；当归、川芎活血养血；陈皮、木香行气助运，共奏温阳托毒之功。

3）后期：本病后期以窦道、瘘管为主要表现，邪去正未复，宜续养脾胃之气，但扶其正，听邪自去。清代医家喻嘉言曰："七实三虚，攻邪为先；七虚三实，扶正为本……无实可攻，急补其正，听邪自去。"回溯各代医家和流派，虽有扶正与祛邪之侧重，但无不重视正气的扶助和充养，只是着力的角度不同而已。明代陈实功在《外科正宗》中强调疮疡得以愈合，消、托仅是治标之权宜之计，"脉虚病虚，首尾必行补法；表实里实，临时暂用攻方""溃后气血根本无有不亏伤者，大抵补怯扶起羸……此外无法也"。收敛疮口方面围绕着"脾主生气血"这一中心，遣方用药以恢复"脾胃"的生理功能为要，治当大补，得全收敛之功，切忌寒凉，致取变生之局。"但见脉症虚弱，便与滋补，乃可万全"，只要标实不明显，则应以补益脾胃气血为基本治法。如此才可"新肉即生，疮口自敛"。因此，肉芽肿性乳腺炎溃后期辨证总以脾胃失和、气血两虚为主，治以"健脾益气和营"为法。

①脾胃虚弱

证候特点 胸脘痞闷、饮食不化、形体消瘦、面色萎黄，舌淡苔白腻，脉细。

治法 健脾益气。

代表方剂 参苓白术散加减。

基本处方 党参 15g，白术 15g，茯苓 15g，莲子 15g，薏苡仁 15g，桔梗 10g，黄芪 15g，稻芽 15g，麦芽 15g。

②脾虚湿困

证候特点 不思饮食，脘腹胀痛，呕吐痞闷，气虚肿满，嗳气吞酸，肢体沉重，舌苔白腻而厚，脉细。

治法 益气和胃，燥湿健脾。

代表方剂　香砂六君汤或平胃散加减。

基本处方　党参 15g，白术 15g，茯苓 15g，陈皮 10g，木香 10g（后下），砂仁 15g，法半夏 10g，甘草 5g，苍术 10g。

③脾虚湿热内蕴

证候特点　气短乏力，食少便溏，腹满，口中渴，舌苔黄腻，脉滑。

治法　益气健脾，清热利湿。

代表方剂　四君子汤合茵陈蒿汤加减。

基本处方　党参 15g，白术 15g，茯苓 15g，甘草 5g，茵陈 15g，栀子 15g。

④脾虚湿浊中阻

证候特点　口淡乏味，胸闷不饥，身重疼痛，午后身热，舌白不渴，脉弦细而濡。

治法　益气健脾，宣畅气机，清利湿热。

代表方剂　四君子汤合三仁汤加减。

基本处方　党参 15g，白术 15g，茯苓 15g，甘草 5g，淡竹叶 15g，生薏苡仁 15g，白蔻仁 15g，厚朴 10g。

（2）外治　长期以来，中医疮疡外治积累了丰富的经验。肿块期中药外敷、脓成已熟者切开排脓、溃后期生肌长肉法等已使用广泛。但肉芽肿性乳腺炎不似急性乳腺炎易脓易溃易敛，患者初诊时往往多条窦道、溃疡及急慢性炎性肿块多类型并存，需要多种外治方法综合治疗。常选用的方法有贴敷法、切排法及药线引流法（可参照急性乳腺炎的外治部分）[17]。此外，需注意肉芽肿性乳腺炎的临床特点，“切不可纯用凉药，冰凝肌肉，多致难腐难敛，必当温暖散滞、行瘀、拔毒、活血药用之方为妥当也”。临床可适当选用灸法，如隔蒜灸、隔姜灸、隔香附饼灸，或配合温热之中药外洗法以温暖患乳，有助于脾胃阳气升发透表，以达拔引郁毒、通彻内外、行气消肿之功。

3. 预后与调摄

肉芽肿性乳腺炎有一定自限性，多预后良好。但若误诊误治，则病程缠绵反复，乳房外形毁损明显。如《妇人大全良方》所著：“夫妇人乳痈者……病起于阳明，阳明者胃之脉也，主肌肉，不伤脏，故无害也。痈久不瘥，因变为瘘。”

调摄方面，肉芽肿性乳腺炎患者病情易反复，疮口收口后，需定期复查。应注意固护正气，所谓“养正积自消”，可以预防余邪留滞复发。但需注意不可强力进补，过用滋补阴血之品，否则反易致气机壅滞，加重脾胃之虚，出现“虚不受补”的情况，此时用补，要以运脾醒胃为先。此外，尚需“节饮食，调寒暑，戒喜怒，省劳役，此则不损其脾胃也。如不然，则精神气血由此而日亏，脏腑脉络由此而日损，肌肉形体由此而日削，所谓调理一失，百病生焉。故知脾胃不可不端详矣”。然而，节制亦不可太过，如饮食，“惟忌者，生冷伤脾，硬物难化，肥腻滑肠，故禁之，余随便用也”。虽“形体劳役则脾病”，然而适度劳动并无害处，“养生之道，常欲小劳，但莫疲及强所不能堪耳”。

（刘晓雁）

第二节　产后缺乳的治疗

产后乳汁甚少，或逐渐减少，或全无，称为产后缺乳。产后缺乳多发生在产后数天至半个月内，也可发生在整个哺乳期。我国目前产后 1 个月纯母乳喂养率为 47%～62%，产后 4 个月纯母乳喂养率为 16%～34.4%，其主要原因之一就是乳量不足。产后 1 个月内及以后母乳喂养失败，因乳量不足者约占 34.39%，且有上升趋势。本病又称“产后乳汁不行”“无乳”“乳难”“乳汁不通”“乳无汁”“乳汁不足”“乳汁不下”“乳迟不来”等。

一、病因病机

产后缺乳的病因及发病机制较为复杂。其主要原因是乳汁化源不足和乳汁运行不畅两个方面。中医学认为，产后失血，或素体脾虚，脾失健运，或先天禀赋不足等，均可致乳汁生化乏源，则无乳可下；或产后忧思过度，肝失条达，或产后恣食膏粱厚味、辛辣刺激，损伤脾胃，痰湿内阻，或产后瘀血阻滞，或产后外邪侵袭留滞等，均可致乳络壅滞不通，则乳不得下。

傅青主指出：“妇人产后绝无点滴之乳，人以为乳管之闭也，谁知是气与血之两涸乎？”傅氏尤为重视气血在生乳过程中的主导作用，认为“夫乳乃气血所化而成也，无血固不能生乳汁也，无气亦不能生乳汁”，气能生津、行津和摄津，乳汁的化生主要依赖气的生化与推动，化源得充，推动得力，则乳汁自畅。

傅青主又云：“少壮之妇，于生产之后，或闻丈夫之嫌……乳汁不通。”产妇素性抑郁或产时或产后为情志所伤，肝失调达，气机不畅而致缺乳[18]。

痰湿引起产后缺乳，最早由元代朱震亨提出，其在《格致余论》中提出：“乳子之母，不知调养，怒忿所逆，郁闷所遏，厚味所酿，以致厥阴之气不行，故窍不得通而汁不得出，阳明之沸腾，故热甚而化脓。”其认为若产妇情志失畅，肝失条达，导致气滞水停，痰湿凝滞，乳汁不行；或恣食厚味，则脾胃受损，痰湿内生，阻滞乳络，以致缺乳。《景岳全书》曰：“肥胖妇人痰气壅盛，乳滞不来。”痰湿内盛之人或产后膏粱厚味，脾失健运，聚湿成痰，痰气阻滞乳脉乳络，故而缺乳[19]。现代，孙跃农等[20]提出产后缺乳的常见病因为随着现代社会生活水平的提高，产前产后恣食膏粱厚味或盲目进补，中州失健，水谷精微不能化气生血，反致痰湿内生，壅阻于乳络之间而致乳汁不行，若产妇素体脾虚痰盛或产后恣食厚味，则脾胃受损，痰湿内生，阻滞乳络，以致缺乳[21]。

二、治疗

对于产后缺乳的治疗，目前西医尚缺乏有效的治疗方法。相比之下，中医治疗产后缺乳有着悠久的历史，积累了丰富的治疗经验。除中药治疗外，还应配合饮食疗法、针灸疗法、推拿按摩、情志调理等，综合多种方法治疗。

1. 辨证治疗

产后缺乳不外乎虚实两端。虚者，多为气血虚弱，而致乳汁化源不足；实者，则因肝郁气滞，或瘀血阻滞，或痰浊壅阻而致乳汁不行。临床治疗以“虚者补而行之，实者疏而通之”为总的治疗原则。但是，由于缺乳的病因复杂，涉及面广，因此临床上不能拘泥于一方一法，必须细加分析，灵活辨证。

（1）气血虚弱

证候特点　产后乳汁不足，量少清稀，甚或全无，乳房柔软而无胀感；或乳汁自行漏出，伴面色少华，神疲乏力，气短懒言，头昏眼花，心悸怔忡，纳少便溏。舌质淡白或淡胖，舌苔薄白，脉细弱。

治法　补气养血，佐以通乳。

代表方剂　通乳丹（《傅青主女科》）加减。

基本处方　党参 15g，黄芪 30g，当归 30g，麦冬 15g，桔梗 6g，通草 6g，王不留行 12g，炙甘草 6g，猪蹄 1 只（煎汤代水若干）。每日 1 剂，水煎服。

随症加减　气虚为主者，重用黄芪至 50～90g，加肉桂 1～3g，升麻 6g 以补气升阳，鼓舞气血；若血虚为主，加熟地、何首乌各 15g，阿胶 10g（烊化）以补血荣脉。若乳汁清稀如水，漏乳特甚，伴四肢清冷，脉沉微者，加干姜 6g（炒黄），熟附子 15g，怀山药 15g，砂仁 6g（后下）以补益脾肾通乳；若食少便溏，脘胀，脾胃运化不足者，加炒白术 10g，砂仁 6g（后下），陈皮 10g 以滋化源。

（2）肝郁气滞

证候特点　产后情志抑郁寡欢，泌乳不畅或不行，质稠，乳房胀痛或有积块，伴口苦咽干，胸胁胀满，嗳气食少，舌质暗红或尖边红，苔薄白，脉弦。

治法　疏肝理气，通络下乳。

代表方剂　下乳涌泉散（《清太医院配方》）加减。

基本处方　柴胡 9g，青皮 6g，白芍 12g，当归 10g，川芎 6g，生地 12g，天花粉 10g，桔梗 6g，通草 6g，炮山甲 10g（先煎，代），王不留行 10g，甘草 6g。每日 1 剂，水煎服。

随症加减　胸胁胀闷窜痛，腹胀纳谷不香者，加橘叶 6g，白蒺藜 9g 以疏肝解郁，行气发乳；烦躁易怒，口苦目赤，小便黄为肝郁化热，加夏枯草 12g，丝瓜络 10g，路路通 10g 以疏肝清热，通络下乳；身热，舌苔黄者，加黄芩 9g，金银花 15g 以清热泻火；乳房结块，胀满而痛，按之感热者，加蒲公英 30g，瓜蒌 15g，路路通 9g 以清热化痰，散结通络。

（3）痰浊壅阻

证候特点　产后乳汁稀少或点滴全无，乳房肥大，按之柔软无胀感，形体肥胖，胸闷呕恶，大便溏或黏滞不爽，舌质胖，苔白腻，脉弦滑。

治法　健脾化痰，通络下乳。

代表方剂　苍附导痰丸（《叶天士女科证治秘方》）加减。

基本处方　苍术 10g，香附 10g，陈皮 10g，法半夏 10g，胆南星 12g，茯苓 15g，炙甘草 6g，白芥子 6g，通草 6g，石菖蒲 6g，白芷 6g。每日 1 剂，水煎服。

随症加减　口淡纳呆，脘腹胀闷，小便清长，大便稀溏者，加桂枝 9g，干姜 10g 以温阳散寒；若见乳汁行而渐少，乳汁稠黄，乳房胀痛，胸脘痞闷为痰浊化热，上方去苍术、香附、白芥子，加全瓜蒌 15g，漏芦 10g，天花粉 10g，浙贝母 15g，以清热宽胸，化痰通乳。

（4）瘀血阻滞

证候特点　产后乳汁不行，乳房硬痛拒按或乳房柔软，少腹疼痛拒按，恶露不行或恶露不绝而量少，色紫暗而有块，面色青白，舌质暗紫，或舌边有瘀斑，脉沉紧或弦涩。

治法　活血祛瘀通乳。

代表方剂　加味生化汤（《胎产秘书》）加减。

基本处方　当归 30g，川芎 10g，桃仁 6g，炮干姜 3g，红花 5g，泽兰 10g，益母草 30g，瞿麦 10g，炙甘草 3g。每日 1 剂，水酒各半煎服。

随症加减　胸胁胀闷者，加柴胡 10g，青皮 10g 以增强行气之功；少腹疼痛消失而泌乳仍不增加者，加党参 15g，黄芪 30g，升麻 6g 以升补通乳。

2. 中成药

（1）增乳保育膏　每次 25ml，每日 3 次，饭后开水冲服，适用于产后血虚而致缺乳者。

（2）补血生乳颗粒　每次 4g，每日 2 次，温开水冲服，适用于气血亏虚之产后缺乳者。

（3）乳泉颗粒　每次 4g，每日 2 次，温开水冲服，适用于产后肝郁气滞之乳少乳汁不畅者。

（4）生乳糖浆　每次 40ml，每日 3 次，温开水冲服，适用于肝郁气滞之产后乳汁不行，乳少不畅者。

（5）香砂六君子丸　每次 6g，每日 2 次，适用于脾虚痰滞之产后缺乳者。

（周劬志）

第三节 乳腺增生症的治疗

乳腺增生症是指乳腺上皮和纤维组织增生，乳腺组织导管和乳腺小叶在结构上的退行性病变及进行性结缔组织的生长。其属乳腺结构不良病变，主要包括单纯性乳腺增生症和乳腺囊性增生症两种，临床表现以乳房部肿块和疼痛为两大主症。本病好发于30～50岁妇女，30～40岁为发病高峰，据国内调查，发病率为20%～30%，近年该病在育龄期女性检出率为15%～22.41%，在乳腺疾病普查中占93.72%，在乳腺专科门诊占50%～70%，是女性乳房最常见疾病。有资料表明，乳腺增生的癌变率为2%～4%，乳腺增生患者患乳腺癌的机会是一般人的2倍[22]。

祖国医学称乳腺增生病为“乳癖”，也称“乳栗”“乳痞”“乳核”等。其特点是不红肿、不破溃、不活动、无浸润，生长缓慢，病程长，不转移。“乳癖”一词最早见于汉代的《中藏经》，后世医家对本病的描述较为详细。《疡科心得集》说：“有乳中结核，形如丸卵，不疼痛，不发寒热，皮色不变，其核随喜怒为消长，从名乳癖。”隋代《诸病源候论》虽未有乳癖之名，但载有“乳中结核候”、乳内“核不消”的证候。《外科真诠》认为除中老年人外，青年女子亦可发生，其预后可以癌变，即其所说：“乳癖……年少气盛、患一二载者……可消散；若老年气衰，患经数载者不治，宜节饮食，息恼怒，庶免乳癌之变。”

一、病因病机

（一）现代医学对乳腺增生症发生的认识

西医学认为乳房为性激素作用的靶器官，其在下丘脑-垂体-卵巢轴及其他内分泌激素的综合作用下，发生从胚胎逐步发育，增殖与复旧交替，最终退化的一系列复杂的变化。乳腺增生症的发病主要是内分泌激素失调的观点已被大多数学者公认。本病的发生发展与卵巢内分泌状态密切相关，乳腺组织与子宫内膜一样，受卵巢内分泌周期性调节，并产生相应的周期性变化，因此，乳房也存在相应的增殖和复旧的周期性改变。周期性的激素分泌失调和（或）乳腺组织对激素的敏感性增高是本病发病的主要原因。排卵前期黄体生成素（LH）和雌二醇（E_2）分泌不足，以及黄体期雌二醇绝对或相对增高，孕酮（P）分泌相对或绝对不足，失去制约雌二醇与保护乳腺组织的作用，使乳腺组织不断处于雌激素的刺激之中，乳腺组织不能由增殖转入复旧或复旧不全，久而久之引起乳腺组织增生，为导致本病的关键。此外，催乳素（PRL）的升高亦直接刺激乳腺组织，并进一步抑制黄体期孕酮的分泌，同时能刺激雌二醇的合成，有助于雌激素水平升高，导致E_2与P比例失调，致使雌激素持续对乳腺组织进行不良刺激，从而引起乳腺增生。

而人类乳腺靶器官对内分泌环境改变的敏感性具有差异，因此导致乳腺增生症病理变化及临床表现上的复杂性、多样性。一般来说，激素水平的波动及乳腺组织对激素敏感性的差异，决定着结节的状态及疼痛的程度。除此之外，精神因素与乳腺疾病的关系也越来越受到重视。精神紧张、抑郁、焦虑等不良的心理因素是乳腺疾病发生发展的重要原因之一，也是影响乳腺疾病预后的重要因素。乳腺作为内分泌腺的靶器官，其功能受到下丘脑-垂体-卵巢轴的综合调控，情绪的变化往往亦会影响神经-内分泌系统的正常调节功能。临床上乳腺增生症患者在询问病史时常有较为明显的精神因素诱因，或因一过性的剧烈精神刺激或因长期的不良精神状态，从而导致“神经-内分泌-体液”相互作用、相互制约的功能失常，乳腺血管及乳管平滑肌舒缩功能障碍，致乳房满、胀、疼痛，甚至结块。因此，临床上需重视对乳腺增生症患者的情志治疗与心理疏导。

（二）中医对乳腺增生症病因病机的认识

乳腺疾病是由人体脏腑、经络、气血、津液、阴阳失调而引起的生理功能和结构发生异常的疾病。生理上乳房受脏腑、经络、气血、津液所养，在肾-天癸-冲任性轴的协调作用下完成各项生理功能。乳房位于胸中，为“宗经之所”。其中，足阳明胃经贯乳中；足厥阴肝经上贯膈，布胸胁，绕乳头；足少阴肾经从肾上贯肝膈，入肺中，支脉入胸中而与乳联；足太阴脾经上膈，经于乳外侧；任脉行于两乳之间；冲脉挟脐上行，至胸中而散，故有“男子乳头属肝，乳房属肾；女子乳头属肝，乳房属胃”之说。因此目前认为乳腺增生的发病与肝、脾胃、肾经及冲任二脉关联最为密切，上述脏腑经络功能失调如肝郁、脾虚、肾虚、冲任失调等皆可致病，其发病不外乎先天禀赋不足、外邪侵袭、情志、饮食、劳倦等因素，也包括病理产物致病因素如气滞、痰浊、血瘀等。

1. 病因

（1）情志因素 情志不畅，郁久伤肝，致气机郁滞，蕴结于乳房胃络，经脉阻塞不通，轻则不通则痛，重则肝郁气血周流失度，气滞、痰凝、血瘀结聚成块而发本病。

（2）饮食因素 恣食生冷、肥甘，损伤脾胃，脾运失健则生湿聚痰。痰湿之邪性黏滞，易阻气机，痰气互结，经络阻塞则为乳癖。

（3）劳倦内伤 房劳、劳力过度，耗伤元气；肾为藏精之脏，赖后天脾胃所养，劳伤日久，脾胃乃伤，久则肾益虚，无以灌养冲任，冲任失调而生乳癖。

2. 病机

本病的病机主要责之于肝气郁结、痰凝血瘀、冲任失调；其中冲任失调为发病之本，肝气郁结、痰凝血瘀为发病之标；病位在肝、脾、肾；病性是本虚标实，其发生发展是一个因虚致实、因实而虚、虚实夹杂的复杂过程。

（1）肝气郁结 肝为刚脏，体阴而用阳。体阴者，主藏血，以血为本；用阳者，主疏泄，以气为用。肝气宜疏畅而条达，宜升发而疏散。肝之疏泄功能正常，则气机调畅，血运畅通，情志舒畅。肝失疏泄，肝气郁结，蕴结于乳络，经脉阻塞不通，不通则痛，故乳房疼痛，常伴胸闷不舒、精神抑郁或心烦易怒；肝气郁久化热，灼津为痰，肝郁气血周流失度，气滞痰凝血瘀结聚成块，故见乳房结块，或随喜怒而消长。正如陈实功在《外科正宗》中指出，本病多因“思虑伤脾，恼怒伤肝，郁结而成也”，强调乳癖的发生与肝气郁结密切相关。

（2）痰凝血瘀 女子乳头为厥阴肝经所主，乳房为阳明胃经所属，胃与脾相连，忧思郁怒，情志内伤，肝脾气逆。肝郁则气血凝滞，脾伤则痰浊内生，痰瘀互凝，经络阻塞，结滞乳中而成乳癖。故本病患者每遇恼怒或劳累后症状加重。经前盈而满之，经后疏而泻之，故疼痛和肿块随月经周期而变化。

（3）冲任失调 乳癖的发生与冲任二脉关系最为密切。女子乳头属肝，乳房属胃，冲为血海，任主胞宫，二脉隶属于肝肾，关系脾胃。冲任与肾相并而行，得肾滋养，而肾气化生天癸，天癸源于先天藏于肾，可激发冲任通盛。冲任脉下系胞宫，上连乳房，其气血促使胞宫和乳房发育及维持正常功能，出现经前充盈、经后疏泄的特点。肾气-天癸-冲任相互影响，构成一个性轴，成为妇女子宫、乳房周期调节的中心，而肾是这个性轴的核心。肾气不足，则天癸不充，冲任不盛，胞宫和乳房必然受累而发病。又肝肾同源，肝体阴而用阳，肝之藏血及疏泄的功能有赖于肾气的温煦资助。肾气不足则肝失所养，肝之疏泄功能失常。肝气郁结，亦可致冲任失调，气滞夹痰瘀凝聚乳中，发为乳癖。

3. 补土理论对乳腺增生症病因病机的认识

综上所述，乳腺增生症的发病与肝、脾胃、肾经及冲任二脉关系密切，病机多为肝气郁结、痰凝血瘀、冲任失调；其中冲任失调为发病之本，肝气郁结、痰凝血瘀为发病之标；病位在肝、脾胃、肾。而脾胃在乳腺增生发病中的作用地位十分关键。所谓“治脾胃即可安五脏，善治病者，惟在调和脾胃”“脾居中央以灌四旁”“四季脾旺不受邪”“治脾胃即所以安五脏”。具体可体现在以下几个方面：

（1）脾胃升降失常则湿痰瘀内生 乳房与肝、脾、肾三脏关系密切，脾气以升为健，胃气以降为和。脾胃的运化功能，体现在脾胃之气的升降相因，平衡协调，这与肝气的疏泄功能有密切的关系。因为肝主疏泄，调畅气机，有助于脾胃之气的升降，从而促进脾胃的运化功能，且能促进津液的输布代谢，使之无聚湿生痰化饮之患。肝脏五行属木，脾脏属土，为相克关系，肝木失于条达，困滞气机，木旺乘土，可导致脾土受损，失于运化，水湿输布不司，内停而生痰浊。

（2）脾不运化水湿则痰浊阻滞乳络 饮入于胃，经脾转输作用上输于肺，经过肺的宣降作用，外达皮毛以润泽肌肤，化生汗液，下输于肾，经肾的气化作用，化生尿液排出体外。因此，脾是水液代谢的一个重要组成部分。若脾运化水液的功能强盛，可以防止水液停滞，否则，就会导致水湿停留，产生痰、饮、水湿等病理产物。正如《素问·至真要大论》所说："诸湿肿满皆属于脾。"

（3）脾胃生化乏源则乳房失养为患　脾为后天之本，居之中土，气血生化之源，又"女子以血为本"，中焦脾胃功能正常，气血化生有源，冲任二脉得以充养，乳房得以滋养则可保持正常生理功能。如脾胃虚弱或脾胃气机受困，人体气血生化乏源，冲任二脉失于濡养，则可导致乳房生理功能发生异常，出现月经失调、双乳肿块等病理症状，此即为因虚致病。

（4）肝病传脾则病势日深为逆　人体是一个有机的整体，是以五脏为中心，配以六腑，通过经络系统"内属于脏腑，外络于肢节"的作用实现的。在生理情况下，五脏相互资生、相互制约，以维持人体的正常生命活动；在病理情况下，五脏病邪相互影响、互相传变。《素问·玉机真脏论》说："肝受气于心，传之于脾。"《难经·七十七难》说："所谓治未病者，见肝之病，则知肝当传之于脾，故先实脾气，无令得受肝之邪。"两者均提出肝脾之间关系密切，治疗上当坚持已病防传的观点。正如张锡纯所云："盖肝之系下连气海，兼有相火寄生其中……为其寄生相火也，可借火生土，脾胃之饮食更赖之熟腐。肝脾者相助为理之脏也。"肝为刚脏，体阴而用阳，肝得脾所输布的水谷精微滋养，才能使疏泄功能正常运行，而不致疏泄太过。另外，脾运健旺，生血有源，统摄有权，则肝有所藏。病理上肝失疏泄就会影响脾的运化功能，从而出现"肝脾不和"的病理表现，可见精神抑郁、胸胁胀满、腹胀腹痛、泄泻便溏等症；若脾虚气血生化无源或脾不统血，失血过多，可导致肝血不足。因此肝脾在生理病理上是相互联系、密不可分的。

二、治疗

现代医学认为，乳腺增生症的发生多与内分泌激素失调或机体对正常激素敏感性增高有关，治疗关键是调节卵巢内分泌趋向正常或阻断激素作用靶点，阻断发病环节，缓解临床症状，因此临床上多采用内分泌治疗方法，如他莫昔芬可一定程度上缓解临床症状，但难以解决全身伴随症状，停药后易复发，副作用较明显，如潮热、月经失调、白带增多、烦躁、恶心、头痛、性欲减退、粒细胞减少、血小板减少等，且不排除有增加子宫内膜癌发生的危险性，因此患者难以坚持服用。

乳腺增生症是中医治疗的优势病种之一。治疗当识病为本，辨证为用，病证结合，标本兼治。在此基础上，配合情志疗法、饮食疗法、运动疗法及针灸治疗等综合整体治疗，不仅有效治疗主症，同时亦明显消除标症并改善生活质量，从多方面、多角度起到调整内分泌、提高机体免疫力的作用，具有疗效确切及副作用少的优势。

（一）辨证论治

乳腺增生症证型比较集中，多数专家认同肝郁气滞型、痰瘀互结型、冲任失调型、气滞痰凝型、气滞血瘀型等为其主要证型。肝郁气滞者以疏肝理气、散结止痛为治；痰瘀互结者以化痰散结、活血化瘀为治；冲任失调者以温肾助阳、调摄冲任为治。但由于本病的发生发展是一个因虚致实、因实而虚、虚实夹杂的复杂过程，症状轻重不一，虚实互见，临证中单一证型较少，兼夹证多见。因此治疗时应明辨主症、次症，各有偏重，才能更好地发挥中医药优势。

1. 肝郁气滞证

证候特点　多见于青年妇女，乳房疼痛为主要表现，多为胀痛，偶有刺痛，肿块、疼痛与月经周期、情志变化密切相关，经前或情绪不佳时加重，经后减轻。常伴胸胁胀痛，烦躁易怒，舌质淡红或红，苔薄白或薄黄，脉弦。此型多见于单纯性乳腺增生症。

治法　疏肝理气，散结止痛。

代表方剂　柴胡疏肝散加减。

基本处方　柴胡 10g，郁金 15g，青皮 10g，陈皮 10g，香附 10g，延胡索 15g，川楝子 15g，白芍 15g，茯苓 15g，海藻 15g，莪术 15g，益母草 15g。

随症加减　肝郁化热，口干口苦，心烦易怒者，加夏枯草 15g，栀子 10g；乳房胀痛明显者，加炙乳香、炙没药各 4.5g；伴痛经者，加五灵脂 15g，蒲黄 10g；乳头溢液者，加牡丹皮 15g，栀子 15g，女贞子 15g，旱莲草 15g；夜寐欠佳者，加夜交藤 30g，合欢花 15g，珍珠母 30g。

2. 痰瘀互结证

证候特点　一侧或双侧乳房出现边界不清的坚实肿块，质韧或韧硬，肿块可有刺痛、胀痛或无自觉痛，肿块和疼痛与月经变化不甚相关。本型患者月经可正常，部分月经愆期，或经潮不畅、色暗有块，或伴痛经。舌淡暗或暗红有瘀斑，舌下脉络青紫粗张，苔白或腻，脉涩、弦或滑。此型多见于乳腺腺病样增生病、乳腺纤维囊性增生病。

治法　活血祛瘀，化痰散结。

代表方剂　血府逐瘀汤合逍遥蒌贝散加减。

基本处方　柴胡 10g，郁金 15g，丹参 15g，三棱 10g，莪术 15g，当归 10g，茯苓 15g，浙贝母 15g，山慈菇 15g，生牡蛎 30g（先煎）。

随症加减　胸闷、咯痰者，加瓜蒌皮 15g，橘叶 15g，桔梗 10g；食少纳呆者，加陈皮 10g，神曲 15g；肿块硬韧难消者，选加炮山甲 10g（代），全蝎 5g，水蛭 10g，昆布 15g，海藻 15g，白芥子 10g，以加强软坚散结之力。月经量少者，加鸡血藤30g，当归头10g。

3. 冲任失调证

证候特点　多见于中老年妇女，肿块和疼痛程度与月经周期或情志变化关系不明显。常伴月经失调，如月经周期紊乱，月经量少色淡，或闭经，行经天数短暂或淋漓不绝。腰膝酸软，神疲乏力，夜寐多梦，面色晦暗或黄褐斑。舌淡苔白，脉濡细或沉细；或舌红少苔，脉细数。此型多见于乳腺纤维囊性增生病。

治法　温肾助阳或滋阴补肾，调摄冲任。

代表方剂　二仙汤加减或六味地黄汤合二至丸加减。

基本处方　二仙汤加减：仙茅10g，淫羊藿15g，肉苁蓉15g，枸杞子15g，制首乌15g，熟地20g，当归头10g，丹参15g，郁金15g，知母10g，黄柏5g。六味地黄汤合二至丸加减：熟地25g，山萸肉15g，怀山药15g，牡丹皮10g，泽泻10g，茯苓10g，女贞子15g，旱莲草15g。

随症加减　乳房疼痛明显者，加延胡索15g，川楝子15g；若乳痛经前加重者，加山楂、麦芽各20～30g；腰膝酸软者，加杜仲15g，桑寄生15g；乳房肿块切硬者，加白芥子10g，昆布15g，瓜蒌15g；月经不调者，加当归10g，香附10g；闭经者，加大黄䗪虫丸；舌苔腻、痰湿明显者，去制首乌，加姜半夏15g，白芥子10g。

（二）补土理论在乳腺增生症治疗中的应用

在临床实践中不少患者并非出现上述典型的证型表现，或者在发病及传变中出现脾胃功能失调的兼证。基于前述乳腺增生症中医病因病机的认识，当知道脾胃功能调节在乳腺增生症治疗方面的重要性。因此补土理论在乳腺增生症的治疗中可以有以下几个方面的运用。

1. 疏肝健脾、培土达木

肝喜条达而恶抑郁，凡情志不畅，烦躁易怒，或抑郁不舒，喜叹息，双乳胀痛，经前尤甚，均应考虑肝脾同调。治疗上从疏肝行气着手，但行气者多会耗气，加重中土虚衰，损伤正气，而气虚不运，又会加强气机郁滞，从而造成气郁—行气—气虚—气郁的恶性循环，虽然患者症状暂时得解，但呈现反复难愈之象。对于此类病证，治当疏肝健脾，方拟逍遥散加减，同时运用升阳益气法，使用如升麻、柴胡之类，一方面，可以燥湿运脾；另一方面，可以使肝气条达，从而起到培土达木的效果。晚清医家张锡纯也以培脾疏肝汤，而达到“无事专理肝气，而肝气自理”的神奇效果。

2. 健脾利湿、化痰散结

《素问·玉机真脏论》云："五脏者皆禀气于胃，胃者五脏之本也。"如素体脾虚，加之性情抑郁，忧思伤脾，致脾胃运化失司水湿内困的患者，气机受阻，无力运化饮食水谷，气血生化乏源，五脏六腑失于水谷精气濡养，冲任两脉亏虚，"脾虚不运气不流行，气不流行则停滞而积"，结聚于胸前，滋生痰饮，痰瘀互结化积则为肿物，脾为中土，土虚则木乘，肝气横逆犯脾，使脾胃更加虚弱，发为乳癖。因此在治疗上，健运中焦脾胃为当务之急。若中焦脾胃运化功能恢复正常，则气机升降平衡，水液运化有常，诸症皆愈，一如《脾胃论》云："治病者，必先顾脾胃勇怯，脾胃无损，诸可无虞。"治疗当以健脾利湿、化痰散结为法。

3. 健脾和胃、益气养血

脾胃为后天之本，气血生化之源，清气得升，则机体精充气足神旺，外邪无以侵袭，即所谓"正气存内，邪不可干"。对于气血亏虚、冲任虚损的患者，临床表现可见乳房隐痛不适，伴心烦失眠，潮热汗出，纳差，便溏等症状。治疗上当治病求本，健脾益胃，益气养血，调摄冲任为法，使水谷运化，气血化生有源，冲任充盈，濡养乳房，而乳癖自消。

4. 益火补土、两本兼顾

五行理论心属火，脾属土，通常所说的益火补土指的是补益心阳之火，达到温补脾土的作用。除此之外，还有拓展的含义：命门之火。张景岳在《类经附翼》中说："命门之火谓之元气，命门之水谓之元精。"其认为命门的功能即是肾阴、肾阳两个方面的作用，他亦认为"命门为元气之根，为水火之宅。五脏之阴气非此不能滋，五脏之阳气非此不能发。"从中看出命门之火（肾阳）为全身阳气的根本，五脏的阳气都要依赖于肾阳的温煦作用，因此益命门之火即温肾阳以补脾阳是益火补土的一种治疗方法。乳腺增生症患者若属冲任失调，脾肾亏虚，可见腰酸膝软或足跟疼痛，月经周期紊乱，量少或行经天数短暂或淋漓不尽，头晕耳鸣等症，舌质淡，舌苔薄白，脉细。治疗可以温补脾肾、调摄冲任，使气血流畅，经络得通。

（三）其他疗法

周期疗法

基于中西医对本病的认识，女性冲任血海的生理变化具有先充盈而后疏泄的"月盈则亏"样的周期性变化特点，与现代医学月经周期不同阶段内分泌激素变化的特点相一致，因此，林毅教授认为在治疗上需顺应“天人合一”之理，提出了系统的“乳腺增生病中医药周期疗法”的理论并将其应用于临床，即疏肝活血、消滞散结以治标，温肾助阳、调摄冲任以治本，经前治标、经后治本的治疗大法。

（1）周期疗法治疗乳腺增生症的理论依据 中医学认为，冲任为气血之海，上荣为乳，下行为经，冲任血海在肾的主导与天癸的作用下由盛而满、由满而溢、由溢而渐虚、由虚而渐复盛，具有先充盈后疏泄的特点，冲任的生理变化直接影响乳房与子宫的变化。乳房在月经周期中的生理变化表现为经前充盈和经后疏泄。经前之阴血充足，肝气旺盛，冲任之气血充盈，使乳腺小叶发生生理性增生；经后随着经血外泄，肝气得舒，冲任处于静止状态，使乳腺小叶由增殖转为复旧。现代医学研究亦认为，在月经周期的不同阶段存在下丘脑-垂体-卵巢促性腺激素水平的周期节律的变化，乳腺组织是多种激素作用的靶器官，因此也随之出现相应的增殖和复旧的周期性变化。由此可见，中医学的肾-天癸-冲任-胞宫轴与西医学的下丘脑-垂体-卵巢-子宫的环路有相似之处，而中药周期疗法正是吸取了传统中医整体观念和辨证论治的优点，又结合现代医学对月经周期的认识和诊断，顺应乳腺的生理、病理变化，根据月经前后乳腺组织生理、病理的不同变化和临床表现进行治疗。月经前治疗以疏肝理气、化痰消瘀为治则，并重用消滞回乳药（生山楂、生麦芽）以降低催乳素水平，有效缓解主症。经来潮后肾精不足，血海空虚，因此经净后则以补肾温阳、调摄冲任为治则，可调节雌孕激素水平，调整乳腺增殖复旧规律，以保护乳腺组织。

（2）周期疗法治疗乳腺增生症的临床应用

1）月经前期（黄体期）

治法 疏肝活血，消滞散结。

常用药物 柴胡 10g，郁金 15g，青皮 15g，延胡索 15g，香附 15g，莪术 15g，益母草 15g，丹参 15g，夏枯草 15g，麦芽 30g，炒山楂 15g。黄体期服用，直至月经来潮。

2）月经后期（卵泡期、排卵期）

治法 温肾助阳，调摄冲任。

常用药物 山茱萸 15g，怀山药 15g，熟地 25g，丹参 15g，当归 10g，丹皮 10g，知母 10g，茯苓 15g，泽泻 10g，仙茅 10g，淫羊藿 15g，巴戟天 15g，肉苁蓉 15g，制首乌 15g。月经第 5 天起开始服药，服至排卵期。

3）月经期：月经期 1～4 天停服药物。

三、预防与调摄

乳腺增生症是中青年女性的常见病和多发病，其临床症状往往降低患者的生活质量，如果不进行预防及治疗甚至有恶变发生的可能。相对于药物等治疗方法，平素的预防及调摄亦具有非常重要的意义。在药膳养生时重视顾护脾胃，在药物治疗时又因为滋补药多腻滞，尤以滋补阴血之品为甚，往往滞胃碍脾，故在运用补药养生时，常应配以醒脾运脾行气之品，如陈皮、木香、藿香、佩兰、苍术、厚朴等。上述各药不仅能使脾胃功能健旺，而且能防补药腻滞之弊。此外，本病应重视情志调节，配合运动养生，达到心药并举的效果。

（徐　飚）

第四节　乳房良性肿瘤的治疗

乳腺良性病变在世界范围内并没有明确的定义，基于目前的研究与共识，该诊断当属于病理诊断范畴。目前，文献中常见将乳腺良性病变分为非增生性病变（non-proliferative disease，NPD）、增生性病变不伴有非典型增生型（proliferative disease without atypia，PD）及增生性病变伴有非典型增生型（proliferative disease with atypia，PDA）三种组织学分型，分别占乳腺良性病变的 65%、30%、5%～8%[23-25]。单纯纤维腺瘤、囊肿、乳腺纤维化、微钙化归为 NPD。有学者将叶状肿瘤归为伴有异型增生的增生性病变。导管增生、硬化性腺病、柱状增生、乳头状瘤、放射状瘢痕归为 PD。非典型小叶增生、小叶原位癌、导管非典型增生归为 PDA。文献显示，既往活检证实的乳腺良性病变的发病率为 10%～20%，而尸检证实的发病率可达到 50%[26]；近年来美国的 1.6 亿次乳腺活检数据显示乳腺良性病变发生率高达 80%[27]。

根据乳房良性肿瘤的症状、体征及临床表现，可对应中医古籍中的“乳中结核”“乳核”“乳痞”“乳癖”“乳栗”。《冯氏锦囊秘录》记载：“癖者，僻在两肋之间，有时而痛，故名曰癖。气壅塞而为痞，言其气痞塞不宣畅也。”也可见于《洞天奥旨》，“老妇郁结，乳中有核不消，天阴作痛，名曰乳核”。

一、病因病机

1. 病因

（1）情志因素　情志不畅，郁久伤肝，致气机郁滞，蕴结于乳房胃络，经脉阻塞不通，轻者不通则痛，重者气血周流失度，气滞痰凝血瘀，结聚成块而发为本病。

（2）饮食因素　恣食生冷、肥甘，损伤脾胃，脾运失健则生湿聚痰。痰湿之邪性黏滞，易阻气机，痰气互结，经络阻塞则发为本病。

2. 病机

（1）肝气郁结　肝主疏泄，肝气宜舒畅而条达，宜升发而疏散。若情志不畅，郁久伤肝，致气机郁滞，蕴结于乳房胃络，经脉阻塞不通，不通则痛，故乳房疼痛；肝气郁久化热，灼津为痰；肝郁气血周流失度，气滞痰凝血瘀结聚成块，故见乳房结块。

（2）痰凝血瘀 女子乳头为厥阴肝经所主，乳房为阳明胃经所属，胃与脾相连，忧思郁怒，情志内伤，肝脾气逆。肝郁则气血凝滞，脾伤则痰浊内生，痰瘀互凝，经络阻塞，结滞乳中。

翻阅及考究古籍中对乳房良性肿瘤的相关记载，包括《医宗金鉴·外科心法要诀》中的“乳中结核梅李形，按之不移色不红，时时隐痛劳岩渐，证由肝脾郁结成”[28]。《类证治裁》记载“乳症多主肝胃心脾，以乳头属肝经，乳房属胃经，而心脾郁结，多见乳核、乳岩诸症……乳岩结核色白，属阴，类由凝痰”[29]。综合古籍中对乳核的病因病机认识，认为乳核的发生责之于肝、胃、脾，病因病机总由肝气郁结，肝郁克脾，日久则肝郁化火，炼液成痰，脾虚痰浊内生，与气血凝聚而成。

3. 西医发病机制

乳房良性肿瘤包括乳腺纤维腺瘤、乳腺导管内乳头状瘤、乳腺错构瘤、乳房脂肪瘤、乳房海绵状血管瘤、乳房平滑肌瘤、乳房淋巴管瘤等。其中乳腺纤维腺瘤和乳腺导管内乳头状瘤最为常见，其他类型乳房良性肿瘤主要区别于来源组织不同，临床较为少见。乳房良性肿瘤的病因与发病机制目前尚不十分明确。以乳腺纤维腺瘤为例，纤维腺瘤与性激素的关系是目前研究的热点，但多项研究尚未得出明确一致的结论。有研究者在乳腺纤维腺瘤患者的尿液中检测到较高水平的雌激素而无孕激素，而纤维腺瘤的肿瘤组织中雌酮、雌二醇水平明显增高；均提示雌激素水平过高或乳腺局部组织对雌激素作用过于敏感可能与本病的发生有密切联系[30, 31]。

二、治疗

1. 内治

内治以汤药为主，需辨证论治，配合针灸等外治方法。临床根据不同病情，辨证审因而论治。肝郁气滞者以疏肝理气、散结止痛为法；痰瘀互结者以化痰散结、活血化瘀为要[31]。

（1）肝郁气滞证

证候特点 乳房肿块较小，发展缓慢，无红热，不疼痛，推之可移动；伴胸闷叹息或月经不调，舌质淡红，苔薄白，脉弦。

治法 疏肝理气，化痰散结。

代表方剂 柴胡疏肝散加减。

常用药物 疏肝理气可用柴胡、青皮、香附、枳壳、郁金、合欢皮等；散结止痛可用延胡索、昆布、海藻、浙贝母、莪术、益母草等。

基本处方 柴胡 10g，郁金 15g，青皮 10g，陈皮 10g，香附 10g，延胡索 15g，川楝子 15g，白芍 15g，茯苓 15g，海藻 15g，莪术 15g，益母草 15g。

随症加减 肝郁化热，口干口苦，心烦易怒者，加夏枯草 15g，栀子 10g；乳房胀痛明显者，加炙乳香、炙没药各 4.5g；伴痛经者，加五灵脂 15g，蒲黄 10g；乳头溢液者，加牡丹皮 15g，栀子 15g，女贞子 15g，旱莲草 15g；夜寐欠佳者，加夜交藤 30g，合欢皮 15g，珍珠母 30g。

（2）痰凝血瘀证

证候特点 乳房肿块较大，坚实木硬，重坠不适；伴胸胁牵痛，烦闷急躁或月经不调，痛经；舌暗红，苔薄腻，脉弦细或弦滑。

治法 化痰散结，活血祛瘀。

代表方剂 桃红四物汤合二陈汤加减。

常用药物 活血祛瘀可用桃仁、红花、泽兰、莪术、益母草、丹参、郁金等；化痰散结可用瓜蒌、浙贝母、山慈菇、生牡蛎、僵蚕等。

基本处方 陈皮 10g，半夏 10g，莪术 10g，当归 10g，茯苓 15g，浙贝母 15g，川芎 10g，生牡蛎 30g（先煎），赤芍 10g，炙甘草 5g。

随症加减 胸闷、咯痰者，加瓜蒌皮 15g，橘叶 15g，桔梗 10g；食少纳呆者，加陈皮 10g，神曲 15g；肿块硬韧难消者，选加炮山甲 10g（代），昆布 15g，海藻 15g，白芥子 10g，以加强软坚散结之力。月经量少者，加鸡血藤 30g，当归 10g。

2. 手术治疗

对于乳腺纤维瘤，手术切除是唯一有效的西医治疗方法。手术时应将肿瘤连同其包膜组织一并切除。手术方式可根据患者的意愿及肿瘤的位置、大小、数量等情况，选择开放手术或微创手术。

（1）开放手术 选择切口原则，肿瘤直径较小且距乳晕外缘较近的患者，选乳晕边缘切口。肿瘤位于乳房内下或外下象限，距乳晕较远，多发及较大的肿块的切除，可选择乳房下皱襞切口，尤其适于乳房较为丰满、乳房下皱襞较为隐蔽者。外上象限特别是腋窝尾部肿瘤，可考虑选择腋下切口。如肿瘤不能排除有恶变风险，可选择肿物表面顺皮纹切口。应用乳晕切口时应注意：皮肤切口不宜超过乳晕周长的 1/2，以免造成术后乳头血运障碍；避免伤及第 4 肋间皮神经，引起乳头乳晕感觉障碍。

（2）微创手术 适用于病灶较小、位置较深、年轻有较高美容要求的女性，但对于多发纤维瘤者不适用。术后需注意加压包扎减少出血风险。

三、预防与调摄

历代医家在治疗乳核时，注意患者的调摄，对其转归、预后均有全面的认识和指导。清心涤虑以静养至关重要，《马培之医案》指出“两乳房结核有年则攀痛牵连筋，肝阴亦损，气化为火，阳明郁痰不解，虑其长大成为岩症，速宜撇去尘情，开怀解郁，以冀消化乃吉”[32]。结合现代医学对乳房良性肿瘤的研究，总结疾病的调护及预防包括以下几点。

（一）生活调理

重视乳房病普查与自我检查。慎用含雌激素多的美容护肤养颜之品。起居有规律，劳逸结合，并注意保持大便通畅。

（二）饮食调理

常食新鲜水果，如苹果、柑橘、梨、西红柿、葡萄等，新鲜蔬菜如西兰花、卷心菜、芥菜、菠菜等；多食含纤维素丰富的食物和润肠食品，如茭白、竹笋、芹菜、蜂蜜等。限制动物性脂肪的摄入量，控制糖类的摄入量。减少食用辛辣刺激性油炸食物，禁烟酒。

（三）精神调理

心理、社会因素对乳腺病的发生、发展和预后起着十分重要的作用。保持良好的心态，避免不良精神刺激，有助于疾病康复。医者也须耐心宽慰疏导患者，正确认识疾病，消除恐病心理。

（赖凤飞　别凤杰）

第五节　乳腺癌的治疗

乳腺癌（breast cancer，BC）是发生于乳腺上皮或导管上皮的恶性肿瘤，是女性最常见的恶性肿瘤之一。

乳腺癌古籍记载属于乳岩、石痈、乳石痈、奶岩、石奶、审花奶、乳栗、奶栗、乳痞、翻花石榴、乳中结核、妬乳、乳疳、乳节、乳癌等范畴。“石痈”之名首见于东晋葛洪《肘后备急方》，“痈结肿坚如石，或大如核，色不变，或做石痈不消”及“若发肿至坚而有根者，名曰石痈”。隋代巢元方《诸病源候论》载有“石痈之状，微强不甚大，不赤，微痛热，热自歇……是足阳明之脉，有下于乳者，其经虚，寒气客之，则血涩结成痈肿，而寒多热少者，则无大热，但结核如石，谓之石痈”，又载有“不痛者……其肿结确实，至牢有根，核皮相亲，不甚热，微痛”。乳石痈的临床特点是乳房肿块坚硬如石，不化脓，尤其是将乳房肿块和皮肤粘连的特点用“核皮相亲”“肿坚有根”做了确切的描述，至今仍有重要的诊断意义。唐代孙思邈对乳腺湿疹样癌也有描述，称其为妒乳，云：“妇人女子乳头生小浅热疮，痒搔之，黄汁出，浸淫为长，百种治疗不瘥者，动经年月，名为妒乳。”其中最典型描述多以“乳岩”见之。“乳岩”之名最早见于南宋陈自明《妇人大全良方》，“若初起，内结小核，或如鳖、棋子，不赤不痛。积之岁月渐大，巉岩崩破如熟石榴，或内溃深洞，此属肝脾郁怒，气血亏损，名曰乳岩”。其对乳岩的临床表现及预后有较细致的描述。

一、病因病机

现代医学认为乳腺癌病因尚未完全清楚，研究发现，乳腺癌的发病存在一定的规律性，病因学调查研究表明乳腺癌与年龄、遗传因素、月经婚育史、膳食结构、过度诊断、环境因素等密切相关。

祖国医学认为乳腺癌的病因首当责之于正气亏虚。《素问•刺法论》就有“正气存内，邪不可干”，《素问•评热病论》有“邪之所凑，其气必虚”，《素问•百病始生》有“壮人无积，虚则有之”的记载。《景岳全书》曰：“凡脾胃不足及虚弱失调之人，多有积聚之病。”《医宗必读》谓：“积之成也，正气不足，而后邪气踞之。”

此外，情志内伤、忧思郁怒是发病的重要因素。陈实功在《外科正宗》中指出“忧郁伤肝，思虑伤脾，积想在心，所愿不得者，致经络痞涩，聚结成核”。吴谦在《医宗金鉴•外科心法要诀》中也指出：“乳癌由肝脾两伤，气郁凝结而成。”《冯氏锦囊秘录》曰：“妇人有忧怒抑郁，朝夕积累，脾气消阻，肝气横逆，气血亏损，筋失营养，郁滞与痰结成隐核……积之渐大，数年而发，内溃深烂，名曰乳岩。”明代陈实功《外科正宗》云：“忧郁伤肝，思虑伤脾，积想在心，所愿不得者，致经络痞涩，聚结成核。初如豆大，渐若围棋子，半年一年，二载三载，不疼不痒，渐渐而大，始生疼痛，痛则无解，日后肿如堆栗，或如覆碗，紫色气秽，渐渐溃烂。”《疡科心得集》曰：“乳疡之不可治者，则有乳岩。夫乳岩之起也，由于忧郁思虑，积想在心，所愿不遂，肝脾气逆，以致经络痞塞结聚成核。”清代祁坤《外科大成》曰：“是症也，女子多发于乳，盖由胎产忧郁损于肝脾，中年无夫者多有不治。”《外科三字经》曰：“惟乳岩多孀居，情志乖，或室女，或尼姑。”明确指出大龄未婚、丧偶之人易患乳腺癌。

综上，女子乳房为阳明胃经所司，乳头为厥阴肝经所属，情志不畅，肝失条达，郁久而气血瘀滞；脾伤则运化失常，痰浊内生；肝脾两伤，则经络阻塞，痰瘀互结于乳。乳腺癌的发生发展是因虚致实、因实而虚、虚实夹杂的复杂病理过程。

目前，现代医学以手术、化疗、内分泌及靶向治疗为主的综合治疗在乳腺癌的治疗中已得到广泛的认同和应用，使得很多乳腺癌患者都能获得较长的生存期。而中医药治疗在不同的阶段仍可发挥其所长，扶正祛邪，解毒增效，改善患者生存质量。中西医融合治疗可以优势互补，发挥中医整体治疗的优势与西医局部抗癌的特长。在具体治疗过程中，应注意局部与整体、治本与治标、辨病与辨证之间的相互关系，燮理阴阳、平衡脏腑，从而达到阴平阳秘、祛瘤延年的效果。下面的章节将围绕乳腺癌手术期、化疗期、放疗期及巩固期间的不同表现，予以分述中医药的治疗特点。

二、乳腺癌围手术期的治疗

目前乳腺癌的治疗仍是以外科手术为基础的综合治疗。临床实践证明，中医药从整体出发积极参与围手术期的治疗，对调整机体脏腑功能平衡，提高手术安全性及耐受性，增强机体免疫功能，使其安全度过围手术期，促进术后恢复具有重要意义。

中国人民解放军第一届普外科围手术期学术讨论会认为“围手术期是指从确定手术治疗时起，至与这次手术有关的治疗基本结束为止的一段时间”。具体到乳腺癌围手术期，是指入院开始到手术后第一次化疗开始的一段时间。乳腺癌围手术期的中医辨证治疗，分为手术前和手术后两个阶段。

（一）手术前

乳腺癌围手术期术前的治疗，重点不在于“祛邪”，而在于改善患者的症状。手术切除是有效而直接的“祛邪”方法。术前辨证可分为肝郁痰凝证、痰瘀互结证、冲任失调证和正虚毒炽证。此期治法虽以疏肝理气为主，但仍不离其本，健脾化痰以散结，顾护脾胃以化气生血，为手术创造更好的身体条件。

术前，患者出于对癌症和手术的担心，易出现恐惧、抑郁等情绪。情志失调最易伤及肝脾，肝失条达，致气机郁滞，脾运失常；乳腺癌有痰凝之本，若气机不畅，则易加重水液代谢的障碍，加重脉络的壅塞。为了减少肝郁痰凝对手术的潜在影响，需要用中药对其进行干预。清代名医余听鸿在《外证医案汇编》中强调“治乳症，不出一气字足矣……无论虚实新久，温凉攻补，各方之中，挟理气疏络之品，使乳络舒通，气行则血行……自然壅者易通，郁者易达，结者易散，坚者易软”。可见“疏肝”在治疗乳腺疾病中的重要性。肝喜条达，肝主疏泄，所谓“条达”“疏泄”均离不开气。通过疏理气机，气行则不滞，可解抑郁烦躁，可通胸中烦闷，可疏痰饮凝滞，使“壅者易通，郁者易达，结者易散，坚者易软”。

《医宗金鉴》载：“乳岩郁怒损肝脾，流气饮归芍参芪，芎防苏芷枳桔草，槟榔乌朴桂通随，外熨木香生地饼，青皮甘草服无时，溃后不愈须培补，十全八珍或归脾。”其体现了本病治疗要在疏肝的基础上加入健脾化痰之药物。不管从病之成因、痰之影响还是痰之表现来看，对于肝郁痰凝证的患者，除疏肝理气之外，均需化痰散结。形成痰的原因，可归咎于肝郁克脾，但“治于肝，不止乎于肝”。所谓“不止乎于肝”，实应离不开脾胃。化痰当从脾胃论治。《金匮要略·脏腑经络先后病脉证》有言：“见肝之病，知肝传脾，当先实脾。”总而言之，无论术前证型如何，术前治疗不忘健脾。

肝郁气结进一步加重，气血不行，滞而成瘀，可出现痰瘀互结证之证，表现为乳房刺痛、经行腹痛及舌脉瘀阻之象。理气可助化痰之力，然而痰瘀互结时，非疏肝理气可及，此时需合用活血化瘀之品。

内治

（1）肝郁痰凝证

证候特点　随月经周期变化的乳房胀痛，精神抑郁或性情急躁，胸闷胁胀；或伴喜太息，痛经行经可缓解，月经失调（推迟或提前超过 7 天）。舌淡，苔薄白，脉弦。

治法　疏肝理气，化痰散结。

代表方剂　逍遥蒌贝散加减。

基本处方　柴胡 10g，赤芍 15g，郁金 15g，青皮 10g，制香附 10g，茯苓 15g，白术 10g，枳壳 15g，川朴 15g，瓜蒌 15g，浙贝母 15g，山慈菇 15g。

随症加减　乳房胀痛明显者，加川芎 10g，橘核 15g 等；情志不畅，多怒抑郁者，加佛手 12g，木香 5g；伴有失眠者，加合欢皮 15g（或合欢花 15g），夜交藤 30g。

（2）痰瘀互结证

证候特点　乳房肿块坚硬，乳房刺痛、痛处固定；或伴乳房局部皮肤血络怒张，面色晦暗不泽或黧黑，痛经行经不能缓解，月经色暗或有瘀块。舌质紫暗或有瘀斑，舌底脉络增粗，苔腻，脉涩或弦。

治法　活血化瘀，化痰散结。

代表方剂　血府逐瘀汤合逍遥蒌贝散加减。

基本处方　柴胡 10g，赤芍 15g，当归 10g，丹参 15g，莪术 15g，益母草 15g，郁金 15g，青皮 15g，全瓜蒌 15g，浙贝母 15g，山慈菇 15g，桃仁 15g

随症加减　伴有痛经者加香附 15g，延胡索 15g；伴有偏头痛者加天麻 10g，白芷 15g。

（3）冲任失调证

证候特点　乳房疼痛无定时，月经失调（推迟或提前超过 7 天）；或见面色晦暗，黄褐斑，大龄未育（＞30 岁），多次流产史（＞3 次），服用避孕药或高雌激素病史，服用内分泌治疗药物。舌质淡红，苔薄白，脉弦细。

治法　滋补肝肾，调摄冲任。

代表方剂　二仙汤加味（或六味地黄丸合二至丸加味）。

基本处方　二仙汤加味：仙茅 10g，淫羊藿 15g，肉苁蓉 15g，制首乌 15g，女贞子 15g，枸杞子 15g，熟地 20g，当归 10g，丹参 10g，知母 15g，黄柏 5g。六味地黄丸合二至丸加味：怀山药 15g，泽泻 10g，山萸肉 15g，生熟地 15g，茯苓 15g，女贞子 15g，墨旱莲 15g，桑椹子 15g，枸杞子 15g，丹参 15g，丹皮 15g，菟丝子 15g。

若兼见五心烦热、失眠多梦、肾阴不足等症状，以滋阴补肾为主，选方六味地黄丸合二至丸加味；若兼见四末不温、便溏、夜尿频数等肾阳虚等症状，以温阳补肾为主，选方二仙汤加味。

随症加减　伴有腰酸，足跟疼痛，加杜仲 15g，桑寄生 15g，川续断 15g；伴有夜尿频数者，加台乌 15g，益智仁 15g；潮热多汗者，加银柴胡 10g。

（4）正虚毒炽证

证候特点　主症为乳房肿块迅速增大，乳房局部皮肤发热或间有红肿，乳房肿块破溃呈翻花样或创面恶臭溃口难收。次症为乳房疼痛，精神萎靡，面色晦暗或苍白，舌紫或有瘀斑，苔黄，脉弱无力或脉细数。

治法　滋阴补肾，佐以清热解毒。或健脾补肾，佐以清热解毒。

代表方剂　六味地黄丸合五味消毒饮或六味地黄丸合四君子汤、五味消毒饮加减。

基本处方　怀山药 15g，泽泻 10g，山萸肉 15g，熟地 15g，丹皮 15g，茯苓 15g，党参 15g 或太子参 30g，白术 10g，紫地丁 30g，白花蛇舌草 30g，半枝莲 30g，漏芦 30g。

随症加减　热毒炽盛、疮流脓血者，加芦根 30g，冬瓜仁 30g；大便不通，加胖大海 10g，千层纸 5g，麦冬 15g；乏力，精神不振者加黄芪 30～50g。

本证为局部晚期乳腺癌，需进行新辅助化疗，化疗期间应根据围化疗期的特点进行辨证治疗，待降期后手术。

（二）手术后

乳腺癌术后，由于手术、麻醉伤及脾胃，水谷之海不能化生气血、积宗气、贯心肺、注五脏六腑、行四末分肉皮肤，可表现为脾胃不和之证。患者本虚标实，手术虽为“袪邪”方法，但亦同刀刃之伤，伤及筋脉，耗气失血伤津，气虚不能摄血固津，脾虚气血生化乏源，术后亦可见气阴（血）两虚证。

李杲在《脾胃论》中结合《黄帝内经》条文，对水谷、脾胃和气血有一番解释：“人之所受气者谷也，谷之所注者胃也。胃者，水谷气血之海也。海之所行云气者，天下也。胃之所出气血者，经隧也。经隧者，五脏六腑之大络也。”又云：“五谷入于胃也，其糟粕、津液、宗气分为三隧，故宗气积于胸中，出于喉咙，以贯心肺而行呼吸焉。荣气者，泌其津液注之于脉，化而为血，以荣四末，内注五脏六腑，以应刻数焉。卫者出其悍气之慓疾，而行于四末分肉皮肤之间，而不休者也”“中焦之所出，亦并胃中，出上焦之后。此所受气者，泌糟粕，蒸津液，化为精微，上注于肺脉，乃化而为血，以奉生身，莫贵于此”。可见，脾胃在人体气血化生中发挥核心作用。

因此，要促进手术后患者的康复，应在术后早期以补益气血为则，从补土入手，土旺方能令气血生化有源；水谷之海充足，方能使“水精四布，五经并行”。

1. 内治

（1）脾胃不和证

证候特点　主症为痞满纳呆，食后腹胀或腹痛，恶心欲呕或呕吐，舌胖大、边有齿痕。次症为嗳气频作，面色淡白或萎黄，疲倦乏力，大便溏薄或排便无力，舌质淡，苔腻，脉细弱。

治法　健脾和胃，降逆止呕。

代表方剂　香砂六君子汤加减。

基本处方　党参 15g，怀山药 15g，白术 15g，云苓 15g，陈皮 15g，广木香 5g（后下），砂仁 10g（后下），法半夏 15g，炒麦芽 30g，炒山楂 15g，苏梗 15g，姜竹茹 15g。

随症加减　舌苔白厚腻者加藿香 10g，佩兰 10g；呕吐剧烈者加法半夏 10g，莱菔子 15g。

中成药　香砂六君子丸 4～5 粒，每日 3 次，口服。健脾开胃饮 20ml，每日 3 次，口服（本院制剂）。

（2）气血两虚证

证候特点　主症为神疲懒言，声低气短，活动后上述诸证加重，面白无华或萎黄，舌淡，脉细弱无力。次症为自汗，口唇、眼睑、爪甲色淡白，月经量少色淡、延期或闭经，苔薄白。

治法　补气养血。

代表方剂　归脾汤或当归补血汤加减。

基本处方　党参 15g 或太子参 30g，黄芪 30～50g，白术 30g，茯神 15g，当归头 10g，炙远志 10g，酸枣仁 30，广木香 10g（后下），龙眼肉 15g，鸡血藤 30g，黄精 20g，生姜 15g。

随症加减　舌红少苔者用西洋参（或太子参），舌淡者用红参（或党参）；纳差者加炒麦芽 30g，炒山楂 15g；皮瓣缺血、瘀血或坏死者，加川芎 10g，红花 10g；伴有上肢肿胀者加桂枝 10g，姜黄 10g，木瓜 15g，威灵仙 15g。

（3）气阴两虚证

证候特点　主症为神疲懒言，口燥咽干，舌红少津，少苔。次症为声低气短，自汗，盗汗，潮热颧红。

治法　益气养阴。

代表方剂　生脉散合增液汤加减。

基本处方　黄芪 30g，太子参 30g（或西洋参 15g），玄参 15g，生地 15g，白芍 15g，白术 15g，茯苓 15g，五味子 10g，麦冬 15g。

随症加减　伴有腰酸痛者加桑寄生 15g，杜仲 15g；咽喉疼痛者加千层纸 5g，胖大海 10g，麦冬 15g；皮瓣缺血、瘀血或坏死者，加桃仁 10g，红花 5g；伴有上肢肿胀者加桂枝 10g，姜黄 10g，木瓜 15g，威灵仙 15g。

2. 外治法

（1）外用药　皮瓣坏死者，可选用功劳木液（本院制剂）、生肌油纱（本院制剂）、生肌玉红膏、生肌散、八宝丹外敷。

对于术后出现淋巴水肿的患者，可采用四子散外敷。此外，手法淋巴引流、上肢功能锻炼等方法的配合，有助于改善患者上肢淋巴水肿发生的情况。

（2）针灸疗法　患者术后恶心呕吐，可予以电针双侧足三里穴和双侧内关穴，以疏波中等强度刺激，每次治疗 30 分钟，每日治疗 1 次；或艾灸双侧脾俞、胃俞、支沟、中脘、气海穴。上述方法通过经络调动脾胃之气，促进中焦运化恢复。

本病围手术期治疗还可以结合中医特色外治法，包括耳穴压豆、穴位贴敷、沐足、热罨包等治疗，帮助患者顺利度过围手术期。总而言之，围手术期术前治疗重在疏肝健脾化痰，根据证型变化，围手术期后期的治疗可着重于健脾和胃、养血补血。脾为后天之本，气血生化之源，正如《医宗必读》中所言“一有此身，必资谷气，谷入于胃，洒陈于六腑而气至，和调于五脏而血生，而人资之以为生者也，故曰后天之本在脾”。后天之本充实，自然“脾旺而不受邪”。

（许　锐）

三、乳腺癌围化疗期的治疗

围化疗期是指乳腺癌患者第一周期化疗开始到全部化疗结束后一周的一段时间。

根据乳腺癌化疗的治疗方式和阶段的不同，可将其分为辅助化疗、新辅助化疗、解救化疗。针对不同的治疗方式和阶段，治疗方案因人而异。乳腺癌围化疗期的中医诊治，首先应从乳腺癌本病入手，结合围化疗期病情发展特性，在兼顾全程的基础上，及时辨证论治，做到辨病与辨证相结合、内治与外治相结合、预防与保健相结合。新辅助化疗患者的中医治疗需根据乳腺癌患者的辨证分型对症对因治疗。辅助化疗的患者，化疗前刚刚经历过手术治疗，手术耗伤气血，伤及脾胃，治疗上需在补益气血的同时，兼顾健脾和胃。解救化疗当根据患者病情的发展变化，虚实结合，标本兼顾，以达延缓患者生存期，提高生存质量的目的。

而非首次化疗的辨证，当根据患者既往化疗后反应，及时对本次化疗的患者进行整体评估，纠正既往化疗正气亏虚、余邪未除引起的症状，为本次化疗打下基础。其中，胃肠道反应、骨髓抑制为主要的治疗方面，其他还包括化疗性静脉炎、口腔溃疡、过敏等。

中医理论认为脾主运化、胃主受纳，脾胃是人体对饮食物进行消化吸收并输布精微物质到全身各处的主要脏器，是气血津液所出之处，为后天之本。若脾胃健旺，吸收运化功能健全，则正气充足，人体不易受到邪气的侵袭，即“四季脾旺不受邪”。若脾胃虚弱，纳运不佳，则人体易受疾病侵袭，即“百病皆由脾胃衰而生也”。《景岳全书》云：“凡脾胃不足及虚弱失调之人，多有积聚之病。”乳腺癌患者发病多由脾胃虚弱，痰湿内生，日久乳络不通，积聚内生。而化疗药物亦多为寒凉之品，偏于耗气，在脏易伤肝、脾、肾、心，尤以脾胃损伤为主。此阶段病因病机多为脾胃失调为主。其治疗目的是防治化疗的骨髓抑制及胃肠功能紊乱等副作用，改善患者生活质量，确保化疗如期按量完成。

“吐下之余，定无完气”，若待化疗后胃肠功能紊乱发生再予治疗，患者正气已进一步损伤。对本病进行预防性治疗，更能顾护患者正气。化疗药物多寒凉，耗伤气血，在脏先伤及脾，后伤及肾。在化疗第1～7天，患者易出现恶心呕吐、纳差等胃肠功能紊乱的表现，此时预防性治疗以调理脾胃为主，治以健脾、和胃、益气；在化疗后期阶段（第2～3周），患者多见精神疲倦、乏力、纳差、腰膝酸软等症状，此时以调补脾肾为主，预防“肾主骨生髓”的功能异常。

在治疗过程，还需内外同治，并运用食疗法以更好地顾护脾胃。

（一）化疗相关腹泻的治疗

1. 病因病机

乳腺癌化疗致临床出现腹泻等症状，属中医学“泄泻”范畴，是以大便次数增多，粪质稀薄，甚至泻出如水样便为临床特征的一种脾胃肠病证。泄泻的病因是多方面的，主要有感受外邪，饮食所伤，情志失调，脾胃虚弱，命门火衰等。这些病因多致脾虚湿盛，脾失健运，大小肠传化失常，升降失调，清浊不分，而成泄泻。乳腺癌患者所用化疗药物多为寒凉之品，静脉或口服用药，直中脾胃，使脾胃失健，水湿不运。脾为太阴湿土，居中州而主运化，其性喜燥恶湿，湿邪滞于中焦，气机受阻，故见脘腹胀满、食少无味；湿邪中阻，下注肠道，传化失常，则为泄泻。治当燥湿运脾为主，兼以行气和胃，使气行湿化。

2. 辨证论治

（1）脾胃虚弱

证候特点　神疲乏力，面色萎黄无华，食少便溏，形体消瘦，舌质淡，苔白，脉细缓。

治法　健脾益气。

代表方剂　参苓白术散加减。

基本处方　党参 15g，白术 15g，云茯苓 15g，山药 15g，炒白扁豆 20g，薏苡仁 30g，桔梗 10g，陈皮 10g，砂仁 10g（后下），生姜 15g，红枣 5 个。

方解　参苓白术散方中党参、云茯苓、白术健脾益气，砂仁、陈皮、桔梗、炒白扁豆、山药、薏苡仁理气健脾化湿。

随症加减　若腹中冷痛，喜温喜按，手足不温，大便腥秽者，可加炮附子 5g，干姜 10g，炙甘草 10g；若短气肛坠，时时欲便，解时快利，甚则脱肛者，可去茯苓，加黄芪 50g，升麻 5g 以益气升清，健脾止泻。

（2）湿困脾胃

证候特点　神疲乏力，面色萎黄无华，胸脘胀闷，食少便溏，气虚肿满，嗳气吞酸，肢体沉重。舌质淡，苔白腻，脉细缓。

治法　健脾益气，燥湿和胃。

代表方剂　参苓白术散合平胃散加减。

基本处方　黄芪 30g，党参 15g，白术 30g，云茯苓 15g，怀山药 15g，炒白扁豆 20g，砂仁 10g（后下），薏苡仁 30g，桔梗 10g，厚朴 15g，苍术 15g，陈皮 10g，炒麦芽、炒稻芽各 30g。

方解　平胃散方中以苍术为君药，以其辛香苦温，入中焦能燥湿健脾，使湿去则脾运有权，脾健则湿邪得化。湿邪阻碍气机，气行则湿化，故方中臣以厚朴，本品芳化苦燥，长于行气除满，且可化湿。与苍术相伍，行气以除湿，燥湿以运脾，使滞气得行，湿浊得去。陈皮为佐，理气和胃，燥湿醒脾，以助苍术、厚朴之力。使以甘草，调和诸药，且能益气健脾和中。煎加姜、枣，以生姜温散水湿且能和胃降逆，大枣补脾益气以襄助甘草培土制水之功，姜、枣相合尚能调和脾胃。

（3）湿浊中阻

证候特点　神疲乏力，面色萎黄无华，食少便溏，胸闷不饥，身重疼痛。舌质淡，舌苔白腻而厚，脉细而濡者。

治法　健脾益气，清利湿浊。

代表方剂　参苓白术散合三仁汤加减。

基本处方　党参 15g，白术 15g，云茯苓 15g，怀山药 15g，炒白扁豆 20g，砂仁 10g（后下），生薏苡仁、炒薏苡仁各 15g，白蔻仁 15g，北杏仁 15g，神曲 15g，鸡内金 15g，炒山楂 15g，炒麦芽、炒稻芽各 30g。

方解　三仁汤方中北杏仁宣利上焦肺气，气行则湿化；白蔻仁芳香化湿，行气宽中，畅中焦之脾气；生薏苡仁甘淡性寒，渗湿利水而健脾，使湿热从下焦而去。三仁合用，三焦分消，湿浊去而参苓白术散益气健脾之效愈显，使脾运得复，泄泻得痊。

（二）化疗相关便秘的治疗

1. 病因病机

《景岳全书》曰："秘结一证，在古方书有虚秘、风秘、气秘、热秘、寒秘、湿秘等说，而东垣又有热燥、风燥、阳结、阴结之说，此其立名太烦，又无确据，不得其要，而徒滋疑惑，不无为临证之害也。不知此证之当辩者惟二，则曰阴结、阳结而尽之矣。盖阳结者，邪有余，宜攻宜泻者也；阴结者，正不足，宜补宜滋者也。知斯二者，即知秘结之纲领矣。"

乳腺癌患者，发病年龄以中老年者为多，盖人年四十而阴气自半，则阴虚之渐也。此外则愈老愈衰，精血日耗，故平素多有干结之证。其化疗后便秘虽以大肠腑实为标，实则与肝、脾、肾三脏功能失调密切相关。脾虚运化失常，津液生化失源致津液亏虚，津伤肠燥，传送无力，糟粕内停而致便秘；肾虚则精不生血，大肠失于濡养则功能异常，表现为大便燥结；肝气郁结易致气机升降失常，推动无力则发为便秘。乳腺癌患者本有肝、脾、肾三脏亏虚的基础，又因化疗之药毒损伤，脏器更伤。故而治疗上应以健脾益气、润肠通便为纲，佐以行气导滞之品，而不应以泻热通导为主。诚如王肯堂《证治准绳》云："如妄以峻利药逐之，则津液走，气血耗，虽暂通而即秘也。"《景岳全书》亦云："秘结者，凡属老人、虚人、阴脏人及产后、病后、多汗后……多有病为燥结者，盖此非气血之亏，即津液之耗。凡此之类，皆需详查虚实，不可轻用芒硝、大黄等药。虽今得暂得通快，而重虚其虚，以致根本日竭，则明日之结，必将更甚，愈无可用之药也""治此之法无他，惟虚者补之，燥者润之而尽之矣。然亦当辩其虚实微甚，及有火无火，因其人而调理之可也"。

（1）脾胃失司　乳腺癌患者先天禀赋不足，肾中元气不能充养五脏，最先表现为脾胃亏虚、痰湿内生；或化疗等"药毒"损伤正气，脾胃运化失司，脾升胃降功能失常，胃不能受纳、顺降，则大肠传导失司，发为便秘。

（2）津伤肠燥　《景岳全书》曰："秘结证，凡属老人、虚人、阴脏人及产后、病后、多汗后，或小水过多，或亡血失血、大吐大泻之后，多有病为燥结者，盖此非气血之亏，即津液之耗。"手术及化疗药物的应用在祛邪的同时，也损伤人体气血，脾胃运化失职，气血化生乏源，加之化疗期间进食减少，常伴有恶心、呕吐，随之导致气血津液亏虚，气虚则大肠传送无力，血虚津亏则肠道失润，便干不行。

（3）气滞失降　乳腺癌患者多有情志不遂、肝气郁结的病因，气机升降失常则"气内滞而物不行"，糟粕停于肠内，发为便秘。

2. 辨证论治

（1）气虚便秘

证候特点　排便无力，大便干结不明显，伴见神疲乏力，面色少华，畏寒喜暖，纳少，腰膝酸软，舌淡，苔薄白，脉细无力。

治法　益气润肠。

代表方剂　枳术黄芪汤加减。

基本处方　生白术 50g，枳实 15g，炙黄芪 50g，火麻仁 30g，升麻 10g。

方解　方中重用生白术，取其质润而气香，健脾益气且具有滋养胃阴之功；枳实下气，行滞通便；枳实配白术为《金匮要略》中枳术汤，既健脾益气生津，又行气消胀导滞；大剂量炙黄芪为臣补脾肺之气；火麻仁润肠通便，全方养正为先，辅以甘温润肠之药，升清降浊，标本兼治。

随症加减　若见便前腹痛，可加白芍、炙甘草、饴糖养血柔筋；若大便结块难下伴见腹胀，可加郁李仁、北杏仁降气润肠。

（2）阴虚便秘

证候特点　疲倦乏力，大便干结，如羊屎状，形体消瘦，头晕耳鸣，心烦失眠，潮热盗汗，腰酸膝软，舌红少苔，脉细数。

治法　增液润肠。

代表方剂　增液汤。

基本处方　玄参 30g，麦冬 20g，生地 20g。

方解　方中玄参、麦冬、生地滋阴润肠，生津通便。

随症加减　五心烦热者，可加芍药、玉竹、石斛以助养阴之力；大便干结难下者，可加火麻仁、柏子仁、瓜蒌仁以增润肠之效；口干口渴者，可加沙参、麦冬养胃阴而生津；腰酸膝软者，可加山药、山萸肉养肝肾之阴。

（3）气滞便秘

证候特点　患者精神一般，情志郁结，大便干结，或不甚干结，欲便不得出，或便而不畅，肠鸣矢气，腹中胀痛，胸胁满闷，嗳气频作，饮食减少，舌苔薄腻，脉弦。

治法　顺气导滞。

代表方剂　六磨汤。

基本处方　乌药 10g，木香 10g，沉香 1g，枳实 10g，槟榔 10g，大黄 10g。

用法　将乌药、木香、枳实、槟榔加水煎煮 20 分钟，再加入大黄，稍加煎煮后取汁，将沉香放入煎汁中即可，每日分两次服下。

方解　方中木香调气，乌药顺气，沉香降气，三药合用疏肝行气、理气导滞；大黄、槟榔、枳实，三药合用以通腑破气，攻积导滞；两组药物合用加强行气通便的功效。

随症加减 腹胀甚者，可加厚朴、香附、柴胡、莱菔子以助理气之功；口苦口干者可加黄芩、栀子、龙胆草；若气逆呕吐者，可加半夏、旋覆花、代赭石；忧郁寡言者，加白芍、柴胡、合欢皮疏肝解郁。

（三）化疗相关骨髓抑制的治疗

乳腺癌化疗致骨髓抑制属中医学“虚劳”范畴，其客观依据是患者外周血单项或全血细胞减少、骨髓增生减低。主要临床表现有贫血、不同程度的出血和感染。

历代医籍对虚劳的论述甚多。《金匮要略·血痹虚劳病脉证并治》首先提出了虚劳的病名。《素问·通评虚实论》所说的“精气夺则虚”可视为虚证的提纲。而《素问·调经论》所谓“阳虚则外寒，阴虚则内热”，进一步说明虚证有阴虚、阳虚的区别，并指明阴虚、阳虚的主要特点。金元以后，许多医家对虚劳的理论认识及临床治疗都有较大的发展。如李杲重视脾胃，长于甘温补中。朱震亨重视肝肾，善用滋阴降火。明代张景岳对阴阳互根的理论做了深刻的阐发，在治疗肾阴虚、肾阳虚的理论及方药方面有新的发展。李中梓《医宗必读》强调脾、肾在虚劳中的重要性。汪绮石《理虚元鉴》为虚劳专书，对虚劳的病因、病机、治疗、预防及护理均有较好的论述。

1. 病因病机

乳腺癌化疗后骨髓抑制，其病因有三，“有先天之因，有后天之因，有医药之因”。脾为后天之本，气血生化之源，脾健则气血充盈；肾为先天之本，肾所藏之精是生成血的原始物质，肾精盈满，精髓充足，则化血旺盛。化疗之毒先伤脾胃，而致脾胃不和、湿浊中阻，此为骨髓抑制症发生的先决条件，临床多表现为体倦乏力、食欲不振、恶心欲呕、痰多清稀、舌淡或胖大、舌边有齿痕、苔薄、脉细弱等。故其病因，一为久病耗伤肾精肾气，精气少则不生髓，精血衰，病久损及阴阳；二为脾胃失健，加之药毒本身中伤脾胃，脾胃虚弱致气血生化乏源；三为癌毒药毒不断耗伤正气，直至气血阴阳脏腑皆衰，日久不复而成虚劳也。其病之实质乃因虚致病，因病成劳，其直接诱因是化疗之毒邪侵袭人体，病机为正虚邪盛，病位在骨髓，伤及脏腑，关键在脾肾。

2. 辨证论治

本病临床常见气、血、阴、阳亏虚错杂互见的情况，治疗上以“损则益之”“虚则补之”为则，健脾补肾，填精充髓，以补为用。然化疗后脾胃损伤，脾伤则不运，致使后续用药不能有效吸收入机体，发挥作用。因此在化疗后骨髓抑制的防治过程中，补益脾土应为先导，用药亦需避免过于滋腻碍脾之品，以防加重脾虚不运。

证型　脾肾两虚。

证候特点　神疲乏力，面色㿠白，纳差便溏，四肢不温，舌淡暗，边齿痕，苔薄白，脉沉弱或沉细无力。

治法　健脾补肾，填精充髓。

代表方剂　健脾补肾方。

基本处方　北黄芪 50g，女贞子 15g，党参 20g，怀山药 15g，茯苓 15g，白术 15g，黄精 30g，鸡血藤 60g，淫羊藿 15g，桑椹子 15g，菟丝子 15g，肉苁蓉 15g，山萸肉 15g。

随症加减　大便溏薄者，加肉豆蔻、补骨脂温补固涩；如骨髓抑制精血不足之重症，可加入生龟板 50g（先煎），鹿角胶 15g（烊化），阿胶 15g（烊化），枸杞子 15g，西洋参 15g，沙参 30g 等以滋阴填精，益气壮阳。

运用子午流注理论指导用药，可利用脾胃健运时机，令药气循机体经脉输送至全身，使药效得到最大程度的发挥。健脾补肾方水煎两次分服，分别于早上 8～9 时足阳明胃经旺时及中午 2 时手太阳小肠经当令时服用。此外，可配合益肾生髓液（本院院内制剂）于酉时足少阴经旺时服用（具体应用时则根据现代人晚吃晚睡习惯及春夏日长夜短、秋冬日短夜长的特点，春夏季在晚 7 时半到 8 时服药，秋冬季则在晚 7 时到 7 时半服药），夜寐欠佳者晚 9 时半服用养心安神口服液或枣仁安神胶囊。化疗当天开始服药至下次化疗前一天停药。

（四）外治法

围化疗期的中医外治法，主要目的为顾护脾胃、减缓化疗后消化道反应，预防化疗后静脉炎的发生，提高患者对化疗的耐受性。①隔姜灸：取穴双内关、双足三里、神阙，应用生姜汁浸湿纱布贴敷于穴位上，以艾箱灸穴每次约 30 分钟。可以调理脾胃，降逆止呕，减缓化疗后消化道反应。②穴位贴敷：吴茱萸粉碎制成细末装于密闭容器中备用。每次用前 30 分钟将生姜 20g 磨成泥状，用纱块隔渣取姜汁；取吴茱萸粉 15g，加少许蜜糖与姜汁共同调成糊状，分成 4 份，制成 2cm×2cm 药饼贴，置于胶布上，贴于双内关、双足三里、神阙。可以调理脾胃，降逆止呕，减缓化疗后消化道反应。③穴位按摩：用拇指揉按支沟、膻中、中脘、气海止呕穴，有助于行气降逆止呕。④沐足：睡前用花椒 15g 水煎沐足 30 分钟，同时用手指揉按双侧三阴交、太溪、照海、太冲、涌泉，每个穴位按压 3～5 分钟，达补肾填精、宁神助眠、温经通络之效。

（五）药食同源，顾护脾胃

“饮入于胃，游溢精气”，所有食物均需经过脾胃功能的消化吸收，才能散布全身。《金匮要略》云：“凡饮食滋味以养于生，食之有妨，反能为害。所食之味，有与病相宜，有与身为害，若得宜则益体，害则成疾，以此致危，例皆难疗。”药食同源，而药气过于峻烈，故食补尤优于药补。

对于围化疗期的患者来说，化疗损伤脾胃，初期表现为脾胃不和、食欲不振、恶心呕吐等，病情逐渐进展，由脾胃不和，运化失司，逐渐转变成气血生成不足，运行不畅。因此，饮食有节，不偏食、不过量，调整膳食结构和饮食习惯，建立科学合理的饮食模式，有助于患者更好地完成化疗，度过化疗期。患者饮食宜清淡，宜多吃鸡肉、鱼肉等白肉而少吃猪肉、牛肉等红肉；多吃富含纤维素类的食品以促进胃肠功能蠕动，保证大便通畅；宜多吃红枣、薏米等益气健脾类食品。

（戴　燕　郭倩倩）

四、乳腺癌围放疗期的治疗

乳腺癌目前常用的治疗手段有手术、化疗、放疗、内分泌治疗、靶向治疗等，其中放疗是乳腺癌保乳术及病理提示≥4 枚淋巴结转移乳腺癌患者的标准治疗手段，对于 1～3 枚淋巴结转移的乳腺癌患者指南（如 NCCN 指南、CSCO 指南）也强烈建议进行放疗。在放疗期间，患者常会出现因放疗所致的不良反应，最常见的有放射性皮炎、放射性咽炎及放射性肺炎等，严重影响患者的生活质量。

（一）病因病机

放疗类似于中医所认为的火毒，《素问・阴阳升降论》指出“人之不避大寒伤形，大热伤气，四时节候变更之异气……皆令元气不行，气化为火，乃失生夭折之由耳”。放疗的火毒亦可归属于《素问・阴阳升降论》说的“大热”。放射线是“火热毒邪”，由于放射线直接作用于肌肤，热毒过盛，耗伤阴津，引起热蕴肌腠，故见局部红热疼痛，甚则皮损肉腐。肺主皮毛，火毒自皮毛肌腠侵入，内蕴于肺，可致肺金不降，肺气上逆，发为干咳、气急、胸痛等放射性肺炎症状。“饮入于胃……上归于肺”，胃阴是肺阴生化之源。乳腺癌患者经过手术和化疗，多有气血耗伤之症。若火毒耗伤肺阴，子盗母气，进一步伤及胃阴，可表现为咽干口渴、口腔溃疡、小便短赤、大便秘结等症状。

由此，乳腺癌围放疗期诸症，病因为火毒侵袭，病位在肺、胃、皮毛，病机为肺胃阴虚。

（二）治疗

乳腺癌围放疗期的治疗以养胃润燥为核心，本于李杲“胃之不足，惟湿物能滋养”之论，依叶桂甘凉濡润和酸甘济阴之法，如常用麦冬、生地、沙参、玉竹等甘凉之品，配芍药酸甘化阴，使津液来复，通降自行。切不可见便难、咳喘而误用辛开苦降或苦寒攻下之品，否则腑气虽一时得通，但胃中津液不复，恐令病势更深。

1. 放射性皮炎

放射性皮炎多在放疗的后半程出现，表现为患者神疲乏力，放疗局部皮肤红热疼痛，逐渐出现皮肤溃烂、渗液，范围蔓延，可达腋下，同侧手臂拉伸困难，被动体位，痛苦异常，常伴有咽干口渴，口腔溃疡，小便短赤，大便秘结等。

（1）内治

证型　火毒炽盛，肺胃阴虚。

证候特点　主症可出现放疗局部皮肤潮红、皲裂或溃疡、疼痛，口干舌燥喜饮，舌质红，无苔或少苔，脉细数；次症可见咽喉疼痛，牙龈肿胀，虚烦难眠，干咳少痰，口腔溃疡，小便短赤，大便秘结等。

治法　解毒润肺，益胃生津。

代表方剂　金银花甘草汤合犀角地黄汤加减。

基本处方　金银花、生地黄、黄芩、牡丹皮、白芍、麦冬各15g，玄参20g，太子参、鱼腥草、沙参、水牛角各30g，甘草10g。

随症加减　干咳而口苦咽干者，可加百合、知母降虚火、养肺胃阴；皮肤色素沉着者，可将白芍易为赤芍，与丹皮配合加强养营通络之功；腹胀便难，可加枳实、白术健脾通便。

若腑实之症明显，可治以养阴生津，清热通腑，以清燥救肺汤合增液承气汤加减治疗：桑叶、桑白皮、地骨皮、麦冬、枳实、厚朴、玄参、生地各15g，石膏（包煎）、太子参各20g，苦杏仁10g，甘草5g。肺与大肠相表里，津生肠润，腑气通畅，有利于恢复胃之润降，进而恢复中焦升降之机。

伴有咽喉疼痛、口干等症状的患者，可予“利咽方”（胖大海5g，木蝴蝶5g，麦冬10g），嘱其泡水焗服。其中胖大海清热润肺，利咽解毒，润肠通便；木蝴蝶利咽润肺；麦冬生津益胃、润肺止咳。

（2）外治　对于放射性皮炎，局部氧疗可增加创面局部氧浓度，增加创面组织供氧，改善创面组织缺氧状况，使坏死组织氧化分解，促进正常组织细胞氧合，从而达到加快伤口愈合的目的。中医乳腺病名家林毅教授总结多年经验，研制出土黄连液（又名功劳木液），具有清热解毒、消炎杀菌、生肌收口之功效，改善血液循环和炎性组织的营养状态，减少炎性渗出的作用。对于放射性皮炎皮肤溃疡，局部外治可促进创面愈合。使用方法：土黄连纱布覆盖放射区域局部，湿敷，每次30分钟，每日2次。

2. 放射性肺炎

放射性肺炎为放疗肺损伤的急性期表现。放射性肺炎不仅是单一因素损伤的结果，而且是一个由多种因素相互影响，综合调控的复杂过程。西药治疗放射性肺炎多采用激素，虽能迅速缓解症状，但糖皮质激素突然减量或停药会导致肺损伤加重，且长期大量使用又会抑制机体免疫系统，使机体抵抗力下降。

放射性肺炎当属中医学“肺痿”“喘证”范畴。肺主皮毛，火毒燥邪侵袭皮毛，传热入里，易灼伤阴津，致肺胃两虚。肺阴亏虚则脉络失濡，而致肺热叶焦，失于清肃，气逆于上，故见干咳、胸痛、气急等症；胃阴亏虚，津液不能上承而见口干咽燥；心神失于濡养不得安宁，则见心烦失眠；肺与大肠相表里，肺失肃降影响大肠的通降，又胃阴不足，肠燥津枯，则见便秘。舌质红、少苔，脉细数或虚大而数为虚实夹杂之证。燥热邪毒灼伤脉络，瘀血内生，络脉不通而致胸痛、活动受限。

本病症状表现虽在肺系，但病位在肺、胃，治当润肺燥与养胃阴并举，尤其注重养胃阴以复肺阴，使土能生金，方可恢复人体气机润降。正如叶桂所言“凡遇木火之质，患燥热之症，或病后热伤肺胃津液，以致虚痞不食，舌绛咽干，烦渴不寐，肌燥热，便不通爽，此为九窍不和之证，先生必用降胃之法”。而叶氏降胃常用“甘平甘凉以濡养胃阴”，在《临证指南医案》中可见其化裁麦门冬汤之规律：去人参而加甘寒之沙参，无胃气上逆则去半夏，加入甘寒生津之玉竹、天花粉，再以桑叶清肺润燥，仿清燥救肺汤之法。叶氏养胃阴以恢复升降的临证思维和方药，为本病治疗提供了重要参考。

证型 火毒蕴肺，胃阴亏耗。

证候特点 干咳无痰，胸闷喘憋，动则尤甚，后期若合并感染，则出现痰量增多、发热等全身症状。伴有口干咽燥、心烦失眠、便秘。舌质红、少苔，脉细数或虚大而数。

治法 清燥救肺，养阴生津。

代表方剂 清燥救肺汤合沙参麦冬汤加减。

基本处方 桑叶、鱼腥草各 30g，沙参、石膏（包煎）各 20g，桑白皮、天花粉、太子参、麦冬各 15g，苦杏仁 9g，玉竹、桔梗各 10g，甘草 5g。

随症加减 大便干硬者，可加火麻仁、郁李仁润肠通便；若干咳缓解，当培土生金，去厚朴、枳实、火麻仁，加党参、白术、炙甘草；若痰中带血丝者，可酌情加用仙鹤草、白及等。

（许 锐）

五、乳腺癌巩固期的治疗

乳腺癌巩固期，指手术后化疗和（或）放疗结束 1 周后开始至以后的 5 年期间或 5 年内出现复发转移之前的一段时间。

（一）病因病机

乳腺癌及其术后，因其病程较长，证候各异，虚实夹杂，错综复杂，患者经历手术、化疗和放疗等干预措施以后，邪气虽有所衰减，但仍有极少癌毒蛰伏体内，成为余毒，致成正虚邪恋之证。

手术是祛除“癌毒之邪”的重要手段，故易耗气伤血，则术后巩固期易气虚、血虚；化疗祛邪易耗气，在脏腑易伤脾、胃、肝、肾；放疗祛邪易伤阴，在脏易伤肺；内分泌治疗易致冲任失调，在脏易伤肝、肾；靶向药物耗气损阳，在脏易伤心。故在巩固期，耗气则气虚，出现乏力、头晕、多汗、懒言等；伤血则血虚，出现面色萎黄或苍白少华、头晕、心悸、失眠等；伤阴则阴虚，出现口干舌燥、五心烦热、咽痛、小便黄、失眠多梦等；阳虚则畏寒怕冷、少气懒言；伤及脾胃，则脾胃不和，出现纳差、腹胀、恶心呕吐；肝肾不足，则腰膝酸软、脱发、小便清长，或夜尿频数、骨髓抑制；心阳不足，表现为心悸、胸闷、怕冷；伤及冲任，致冲任失调，则表现为潮热多汗、月经不调、腰膝酸软。因此，乳腺癌巩固期临床上多见整体属虚、局部属实、正虚邪实的病机。正虚则多见气血两虚、肝肾亏虚、肺肾阴虚、肝郁脾虚、冲任失调等，邪实则多见肝郁痰凝、毒邪蕴结等。而脾胃乃后天之本，脾胃功能正常，气血生化源源不息荣养全身。若脾胃运化失健，不能化生气血精微，日久冲任空虚，五脏失养，则正虚；外邪易乘虚滋长，则邪实，即所谓“气之充足，皆由脾胃之气无所伤，而后能滋养元气，若胃气之本弱，饮食自倍，则脾胃之气既伤，而元气亦不能充，诸病之所由生也”；故当代医家治疗乳腺癌巩固期非常重视中焦脾土功能。

（二）治疗

巩固期的中医治疗应从整体出发，根据不同临床证候，扶正为主，祛邪为辅，辨证论治，调整患者机体阴阳、气血、脏腑功能。主要遵循“识病为本，辨证为用，病证结合，标本兼治”的原则，根据其病因病机，主张扶正与祛邪相结合，所谓“养正积自除，祛邪助瘤消”，明辨正邪盛衰、病变部位及病程阶段而确立不同的治法。当代医家对乳腺癌巩固期进行归纳，总结得出该期 4 个临床常见证型：冲任失调、气血两虚、脾肾亏虚、肝肾阴虚。

1. 冲任失调型

证候特点　多表现为腰膝酸软或伴足跟疼痛，尤其是化疗所致卵巢功能衰竭引起的月经不调，量少或行经天数短暂或淋漓不尽，或闭经，烘热汗出，易怒失眠，头晕耳鸣，舌淡，苔薄白，脉细。

治法　滋补肝肾，调摄冲任。

代表方剂　二仙汤加味或六味地黄丸合二至丸加味。

基本处方

二仙汤加味：仙茅 10g，淫羊藿 15g，当归 10g，知母 15g，黄柏 5g，熟地 20g，肉苁蓉 15g，制首乌 15g，女贞子 15g，枸杞子 15g。

六味地黄丸合二至丸加味：女贞子 15g，墨旱莲 15g，怀山药 15g，茯苓 15g，枸杞子 15g，泽泻 10g，桑椹子 15g，生地、熟地各 15g，炒麦芽 20g，炒稻芽 20g。

若兼见五心烦热、失眠多梦等肾阴不足的症状，以滋阴补肾为主，选方六味地黄丸合二至丸加味；若兼见四末不温、便溏、夜尿频数等肾阳不足的症状，以温阳补肾为主，选方二仙汤加味。

“太冲脉隶属于阳明”，脾为气血生化之源，并主摄血、统血。脾的运化功能正常，气血生化有源，冲任二脉才能有血可蓄。脾气健旺，统摄有度，就能协助冲任蓄藏气血，使其蓄藏有度，而不致发生妄行，以保证冲任二脉的功能活动能够正常进行。故调理冲任，应不忘顾护中土。

2. 气血两虚型

证候特点 多表现为局部皮肤颜色发黑，胸闷胁痛，头晕眼花，口唇干燥，咽喉疼痛，牙龈肿胀，虚烦难眠，大便秘结，小便短赤。舌质红，无苔，脉细数。常见于手术后、化疗及放疗后患者。一方面，癌毒之邪耗损人体正气，病邪日久耗精伤血，损及元气，造成气血两虚；另一方面，术后多因麻醉药物伤及脾胃或手术耗气伤血的影响，“血为气之母，气为血之帅”，气随血脱，呈现一派气血两虚之证。

治法 健脾养心，益气养血。

代表方剂 归脾汤合当归补血汤加减。

基本处方 党参 15g，黄芪 30g，白术 30g，茯神 15g，当归头 10g，炙远志 10g，炒酸枣仁 30g，广木香 10g（后下），龙眼肉 15g，熟地 20g，鸡血藤 60g，黄精 30g，炒麦芽 15g，炒谷芽 15g。

方中以党参、黄芪、白术补气健脾；当归头、龙眼肉补血养心；炒酸枣仁、茯神、炙远志宁心安神；更以广木香理气醒脾，炒麦芽、炒稻芽升脾阳降浊阴、开胃消食，达到健脾胃降腻滞之效。组合成方，心脾兼顾，气血双补，补血统血。

3. 脾肾亏虚型

证候特点 多表现为腰背酸痛，形寒肢冷，脘腹胀闷，或面浮身肿，腰以下为甚，纳减便溏，神倦，小便短少或清长。舌淡胖，苔白或白滑，脉沉细或沉迟无力。

治法 健脾补肾，补益脾肾。

代表方剂 六味地黄丸合四君子汤加减。

基本处方 黄芪 50g，党参 30g，白术 15g，云茯苓 15g，怀山药 15g，泽泻 10g，山萸肉 15g，熟地 25g，牡丹皮 10g，淫羊藿 15g，女贞子 15g，枸杞子 15g，菟丝子 15g。

正气亏虚，首当责之于脾肾，脾为后天之本，气血生化之源，肾为先天之本，真阴真阳所藏之处，故扶正尤当重脾肾，健脾补肾为防治乳腺癌复发转移的基本治疗法则，同时亦要标本兼治，扶正为主，祛邪为辅。党参、怀山药、云茯苓、白术、黄芪，益气健脾，扶助气血，顾护后天，使气血生化有源，灌溉五脏六腑。女贞子、枸杞子以滋补肾之阴精，山萸肉、菟丝子温煦肾阳，而达阴阳并补，调摄冲任，固摄先天之效。“无故自复者，以伏邪未尽”。

此外，激素受体阴性乳腺癌患者在巩固期中无须予内分泌治疗，此类患者多表现为面色萎黄或晦暗，体倦乏力，少气懒言，自汗，腰膝酸软，食欲不振，口淡无味或口咸，大便稀溏，夜尿频多，余沥不尽；或偏于阴虚出现五心烦热，盗汗，舌质红，苔薄白，脉细数；或偏于阳虚出现畏寒肢冷，舌淡暗，舌体胖，舌边齿痕，舌苔薄白，脉沉弱或沉迟等脾肾两虚的症状。该类患者病因病机主要属于脾肾两虚，其中尤以脾虚为重，因此提出激素受体阴性的乳腺癌患者巩固期治疗以补益脾肾为法，以补后天养先天为要。在具体应用中，健脾包括健脾益气、健脾和胃、健脾祛湿等；补肾包括滋阴补肾、填精固肾及温阳补肾等。可选用参苓白术散、四君子汤、香砂六君汤、补中益气汤、理中汤、归脾汤、平胃散、三仁汤等为健脾益气之主方，灵活配伍淫羊藿、仙茅、肉苁蓉、制首乌、桑椹子、女贞子、枸杞子、菟丝子、补骨脂、黄精等益肾之品。用药的同时，常佐加麦芽、稻芽、砂仁等使脾阳得升浊阴得降，确保健运脾胃之功能。

4. 肝肾阴虚型

证候特点　多表现为腰膝酸软，五心烦热，头晕目眩，月经失调，面色晦暗，耳鸣健忘，消瘦，自汗盗汗，口干舌燥。舌质红绛，舌苔少，脉数无力。

治法　滋补肝肾，生精养髓。

代表方剂　左归丸合龟鹿二仙汤加减。

基本处方

左归丸加减：熟地 15g，怀山药 15g，山萸肉 15g，龟板胶 15g（烊化），泽泻 10g，云茯苓 15g，女贞子 15g，太子参 20g，枸杞子 15g，知母 15g，牛膝 15g，菟丝子 15g。

龟鹿二仙汤加减：生龟板 50g（先煎），鹿角胶 15g（烊化），阿胶 15g（烊化）15g，枸杞子 15g，西洋参（或高丽参）15g，沙参 30g。

左归丸加减于每日上午 9 时、下午 2 时各服一次，龟鹿二仙汤加减于春夏季在晚 7 时半到 8 时服药，秋冬季则在晚 7 时到 7 时半服药。

（三）补土理论在乳腺癌巩固期内分泌治疗中的相关应用

现代医学认为，乳腺癌是一种异质性较强的疾病，不同分子表型的乳腺癌生物学行为差异明显，对化疗、内分泌治疗、分子靶向药物治疗的反应各异，预后也相差甚远。乳腺的正常发育有赖于多种内分泌激素（如雌激素、孕激素、催乳素及雄激素等）的相互协调，激素可维持乳腺的生长、发育及泌乳功能，同时也与乳腺癌的发生密切相关。目前至少有 50%～60%的乳腺癌患者属于激素依赖型，该类型乳腺癌患者保留全部或部分激素受体及其功能，其发生发展与体内雌激素水平及其代谢异常密切相关，内分泌治疗是此期全身治疗的重要方法。激素受体阳性的患者在完成手术、化疗和（或）放疗后，将进入5～10年的内分泌治疗期，在此漫长的治疗过程中可能会出现相应的并发症，在正规治疗的同时，减少西药带来的副作用，更好地发挥西医祛邪、中医扶正的理念，在这一过程中，补土流派的思想及理论发挥了重要的作用。

1. 内分泌治疗及其常见不良反应

乳腺癌内分泌治疗的原理是通过阻断雌激素的合成、降低雌激素水平及全部或部分阻断激素受体的活性等方法，以改变激素依赖型乳腺癌生长所需的内分泌环境，达到使癌细胞增殖停止于 G_0/G_1 期和缓解癌症的目的。目前临床上主要分为抗雌激素、芳香化酶抑制剂、促黄体素释放素类似物和孕激素四类。现临床上应用较广的、最常见的为以下几类药物：

（1）抗雌激素类药物 通过与雌二醇竞争细胞表面的雌激素受体，使乳腺癌细胞停滞于DNA合成前的间隙期（G_1 期），抑制肿瘤生长，常用药物是他莫昔芬、托瑞米芬、雷洛昔芬等。绝经期前的乳腺癌患者，首选抗雌激素类药物。服用他莫昔芬的主要不良反应有发热、乏力、颜面潮红、恶心、食欲减退、皮疹、阴道出血和分泌物增多、阴唇瘙痒、月经失调、子宫肌瘤及血栓性疾病（脑血栓），此外，长期服用他莫昔芬者，有可能增加子宫内膜癌发生的危险。

（2）芳香化酶抑制剂类药物 通过抑制芳香化酶的作用减少雌激素的合成，还通过抑制肿瘤细胞内芳香化酶活性抑制肿瘤细胞的生长，常用药物为第3代芳香化酶抑制剂（非甾体类如阿那曲唑、来曲唑，以及甾体类芳香化酶灭活剂如依西美坦）。激素达绝经后水平的乳腺癌患者，首选芳香化酶抑制剂。骨质疏松是长期使用芳香化酶抑制剂的主要副作用，其他不良反应尚有面部潮红、恶心疲劳、出汗增加、头晕头痛、失眠、疼痛、皮疹、腹痛、厌食、呕吐、抑郁、脱发、全身或下肢水肿、便秘、消化不良等。

2. 补土流派与常见内分泌治疗副作用的治疗

中医认为内分泌药物易引起肾-天癸-冲任-子宫轴的平衡失调、脏腑失和而发病，与肾、肝、心、脾、胃密切相关。更年期是由于妇女卵巢功能逐渐减退直至完全消失的一个过渡时期，《素问·上古天真论》记载："七七任脉虚，太冲脉衰少，天癸竭，地道不通，故形坏而无子也。"所谓"壮人无积，虚人则有之"，肾虚为发病之根本。肾为元气之根，冲任之本。肾气充盛则冲任脉盛。冲任之脉起于气街（胞内），与胃经相连，循经上行乳房。冲为血海，任主胞胎，冲任之脉系于肝肾，肝肾不足或因肝病及肾，终致冲任失养，经血紊乱。冲任失调，血行不畅，肾水亏虚，不能上济心火，心阴失养，故见颜面潮红、烘热汗出、疲劳乏力、腰腿酸痛等表现，类似现代医学中骨质疏松症、更年期综合征等疾病。

（1）骨丢失和骨质疏松症　主要与体内雌激素水平的急速下降造成骨丢失有关。

多数化疗药物可直接作用于卵巢，引起卵巢功能损害。卵巢去势、卵巢切除亦致雌激素水平和骨密度的急剧下降。芳香化酶抑制剂可导致雌激素减少，长期应用使患者骨质疏松和骨折的发生率升高。中医学无骨质疏松症之病名，其可归于中医学的“骨痿”“骨痹”“骨折”等病证范畴，另外尚可以局部典型症状归为腰痛、足跟痛。认为其病因病机主要为多虚多瘀，“虚”为本，“瘀”为标。《素问·五脏生成》中的“肾之合骨也”，《素问·阴阳应象大论》中的“肾生骨髓，肾精充足，则骨髓生化有源”，《素问·痿论》中的“肾者水脏也，今水不胜火，则骨枯而髓虚，故足不任身，发为骨痿”，均充分说明肾主骨，骨的生长、发育、修复，都有赖于肾之精气的滋养和推动。肾气充足则骨之生化有源，坚固，强健；肾气不足，则骨失所养，脆弱无力，甚至发生骨折。故可认为肾虚是骨质疏松的根本原因。

脾为后天之本，主百骸，为气血生化之源。《黄帝内经》曰：“是故谨和五味，则骨正筋柔；气血以流，腠理以密，如是谷气以精。”脾主运化水谷精微，上输于肺，下归于肾。肾精与脾精互相依存，互相补充。故可认为先天之精依赖于后天脾胃运化水谷之精微充养，如后天脾胃虚弱，运化失职，先天之精无以充养，势必精亏髓空，而百骸萎废，骨骼失养，则骨骼脆弱无力，终致骨质疏松症。

肾虚为本，元气虚衰，无力鼓动血脉，血液运行迟缓，脉络瘀滞不通，同时，脉道中气血虚少，必致血瘀；血液瘀滞，经脉不畅，水谷精微得不到布散，骨髓不得充润而失养，发为“骨痿”。瘀血一旦形成，不但在局部产生疼痛症状，而且加重气血运行障碍，营养物质不能濡养脏腑，引起脾肾俱虚，骨骼失养，脆性增加，加重骨质疏松症。

当代医家总结，本病“虚”为肾、脾、胃等脏腑虚弱，“瘀”乃气血紊乱、脉络瘀滞，应以“补虚化瘀”为治。根据对骨质疏松症的理解与认识，治疗骨质疏松当以补肾壮骨、健脾益气、活血通络三个基本治则。补肾壮骨，肾精充足则髓有所充，骨有所养，髓充则骨坚；健脾益气，脾健则水谷可化，气血生化有源，气旺则精足，精足则髓充，髓充则骨养；活血通络，使气血流通，经络通畅，通则不痛，四肢百骸得以濡养。

临床治疗多从“肾主骨”的理论为出发点。以补肾为主，阴阳双补，常用二仙汤加减或六味地黄丸合二至丸，并配合健脾益气及活血化瘀之品，如参苓白术散加当归、川芎等药。研究发现，二仙汤中的淫羊藿对于乳腺癌骨转移大鼠具有抑制肿瘤增长及减轻骨痛和骨破坏程度的作用；二仙汤中黄柏和仙茅对大鼠卵泡颗粒细胞分泌有直接的促进作用，淫羊藿协同作用明显；知母对颗粒细胞分泌雌激素有一定的抑制作用。知母佐黄柏以泻肾火，与仙茅、淫羊藿同用可以抑制其上升的作用，最终达到阴阳平衡的目的。

（2）更年期综合征 乳腺癌患者经过化疗导致卵巢分泌雌激素减少，内分泌治疗特别是他莫昔芬等药物进一步降低体内雌激素，容易出现烦躁、潮热、盗汗、失眠、月经不调、停经或绝经等更年期综合征的表现。中医学认为女性生殖内分泌的调节主要是通过肾-天癸-冲任-胞宫轴进行，即以肾气为主导，由天癸来调节，通过冲任的充盛、相资，由胞宫体现经、带、胎、产的生理特点。天癸属肾，冲为血海，肝为藏血之脏。妇女在七七之后，由于肾气虚衰，精血不足，天癸渐竭，冲任脉虚，致使肾-天癸-冲任-胞宫轴的功能及其相互间平衡失调，因而易发生绝经前后诸证。从雌激素的产生及生理作用来看，它属于中医学“天癸”的部分，即为影响人体生长、发育与生殖的一种阴精物质。育龄期妇女服用以上内分泌治疗药物后，因药物的作用使“天癸”的产生受到抑制，并逐渐耗竭，从而扰乱了肾-天癸-冲任-胞宫轴的平衡状态，使阴阳、气血、营卫之间失去协调，肾精不足、阴虚火旺是本病的主要病机，因此出现潮热、出汗等类似更年期症状。药毒致肾气衰、天癸竭，阴血不足，冲任虚损，肾虚是本，肾之阴阳虚衰，必导致肝、心、脾诸脏功能失调而出现种种错杂的证候。

如肾水匮乏，不能上济心火，心肾不交，则出现怔忡、失眠、心悸等症。精血同源，肝肾同源，肾阴久亏，水不涵木，故肝气郁滞，阳亢化风，出现心烦易怒、易激动、头目眩晕、失眠、胸胁苦满、月经不调之症。肾与脾，先后天相互充养，脾阳赖肾阳以温煦，肾阳虚衰火不暖土，脾肾阳虚，则易出现食少，便溏，面目和肢体浮肿、消瘦、乏力等症状。精血不足，不能上荣于头面，脑髓失养，则有头晕、耳鸣如蝉之症。阴精亏虚，阴不敛阳，虚阳浮越而见潮热汗出、五心烦热等。

此期治疗当平衡阴阳，调理诸脏，而又因脾胃以后天养先天，补益脾肾可从根本上增加化源，恢复平衡，改善类更年期综合征。若脾肾阳虚、水湿内停，则患者表现为四末不温、大便稀溏、倦怠欲寐等症，治以温肾健脾、运化水湿之法，方用附子理中汤合右归丸或四神丸合苓桂术甘汤加减。若脾肾亏虚、肾精不足、虚火上炎，症见头晕健忘、耳鸣盗汗、烦躁失眠等症，治以滋养脾肾、调摄冲任之法，方用四君子汤合二仙汤、二至丸加减，常用药物包括当归、太子参、生白术、茯苓、生甘草、仙鹤草、淫羊藿、女贞子、枸杞子、白花蛇舌草、山慈菇、莪术、蒲公英、延胡索、郁金、黄芪等。

（官 怀）

六、晚期乳腺癌的治疗

晚期乳腺癌指的是就诊时病已晚期，初始即发现肿瘤已经转移到乳房外其他组织器官的原发Ⅳ期乳腺癌或早期乳腺癌经系统治疗后出现局部复发或远处其他脏器转移的复发转移性乳腺癌（MBC）。复发包括保乳术后的局部复发及全乳切除后的局部-区域淋巴结复发，前者更倾向属于局部的问题，可仿早期乳腺癌进行处理。后者更多与肿瘤生物学行为相关，可能是远处转移的先兆。转移性乳腺癌常见的转移部位为肺、肝、脑、骨、皮肤、对侧乳房及淋巴结等，患者多伴见消瘦乏力等全身恶病质表现，同时根据其复发转移部位的不同，临床症状各异。

中医古籍记载中所著乳腺癌多为临床晚期乳腺癌。其典型描述多以“乳岩”见之。乳岩晚期在古代医家的眼里被视为不治之症，列入中医外科“四大绝症”之内，“凡患此者，百人必百死”。

乳岩晚期局部可能出现皮肤、胸壁或腋下的转移。在《诸病源候论》中有“肿结皮强，如牛领之皮”之描述，与现代乳腺癌橘皮样水肿体征相符合；清代吴谦《医宗金鉴》亦有“乳岩初结核隐痛……耽延续发如堆栗，坚硬岩形引腋胸，顶透紫光先腐烂，时流污水增疼痛，溃后翻花怒出血，即成败证药不灵”，“坚硬岩形引腋胸”说明当时已认识到乳岩在晚期可转移至胸壁和腋下，说明古代中医对乳腺癌的临床表现进行了细致、系统的观察。

此外，对于乳腺癌远处脏器转移，古籍中多无明确记载，根据其转移部位及临床症状，可能散见于不同病名下。如颈部淋巴结转移，多见于“失荣”之描述，如陈实功《外科正宗》认为“失荣证……其患多生肩之上，初起微肿，皮色不变；日久渐大，坚硬如石，推之不移，按之不动。半载一年，方能作痛，气血日衰，形容瘦削，破烂紫斑，渗流血水，或肿泛如莲，秽气熏蒸，昼夜不歇，平生疙瘩，愈久愈大，越溃越坚，犯此俱为不治。当以和荣散坚丸、飞龙阿魏化坚膏治之，虽不能愈，诚缓命之金丹也。治此证与乳岩相似”。骨转移瘤可能见于“骨疽”“骨瘤”“痿证”名下。明代《外科枢要》言：“若劳伤肾水，不能荣骨而为肿瘤，名为骨瘤”“夫瘤者，留也。随气凝滞，皆因脏腑受伤，气血和违”。《灵枢·刺节真邪》所载：“虚邪之入于身也深，寒与热相搏，久留而内著，寒胜其热，则骨疼肉枯……有所结，深中骨，气因于骨，骨与气并，日以益大。”文中关于邪久留体内可致骨疼肉枯的描述，类似于现代医学肿瘤晚期出现的骨转移痛和恶病质状态。此外，根据其症状表现，肝转移癌还可能散见于“积聚”“臌胀”“石水”等病名下；肺转移癌可能见于“肺积”“息贲”“咳嗽”“咯血”等病名下。

对失治误治或经治疗后复发转移的乳岩患者，以“带瘤生存”观念指导下改善患者生存质量、延长患者生存时间是治疗的目标和理念，探讨中医药的治疗策略极为重要。

（一）病因病机

祖国医学认为晚期乳腺癌的主要病因病机是正气亏虚、余毒未清。《素问·刺法论》就有“正气存内，邪不可干”，《素问·评热病论》有“邪之所凑，其气必虚”，《素问·百病始生》有“壮人无积，虚则有之”的记载。《医宗必读》谓：“积之成也，正气不足，而后邪气踞之。”《温疫论》云：“无故自复者，以伏邪未尽。”正气亏虚是乳腺癌复发转移的先决条件，而余毒未清是复发转移的关键因素，血瘀内阻为复发转移的重要条件。此外，乳腺癌的转移还与环境气候因素及个体的体质因素等有关，正如《灵枢·百病始生》所言：“其中于虚邪也，因于天时，与其身形，参以虚实，大病乃成。”

正气亏虚，正不抑邪：正气亏虚首当责之于先天肾气不足及后天脾（胃）失养。肾主藏精，《素问·上古天真论》载有“肾者主水，受五脏六腑之精而藏之”，精化为气，通过三焦，布散全身，促进机体的生长、发育和生殖。脾乃后天之本，气血生化之源，正如《医宗必读》中所言“一有此身，必资谷气，谷入于胃，洒陈于六腑而气至，和调于五脏而血生，而人资之以为生者也，故曰后天之本在脾”。因此，先天禀赋不足加之后天失养则易致癌瘤复发转移。此外，乳腺癌患者经手术、化疗、放疗及内分泌等攻伐治疗的同时，亦耗伤气血，损伤后天之本，使脏腑更虚、功能衰退。同时精神因素也有不可忽视的重要作用，盖精神是正气的一部分，保持乐观积极的精神状态，可有效调动整体功能，保持正气内守；而情志失调郁怒，忧思惊恐过度，既可使气机郁滞，肝郁脾虚，产生瘀血痰浊，为肿瘤复发创造条件，又可因神气涣散，脏腑功能下降，气血营卫失调而削弱正气，正气亏虚，先天肾精不足，后天脾胃虚弱，导致正不抑邪，为肿瘤提供适宜生长的内环境，肿瘤复发和转移也就在所难免。

余毒未清，伏邪未尽：造成复发的因素很多，但残存癌细胞是其基本因素，即传统中医学所说的“伏邪”“余毒”。《灵枢·百病始生》曰：“虚邪之中人也……留而不去，息而成积，或著孙络，或著输脉，或著伏冲之脉，或著于胃肠之募原，上连于缓筋，邪气淫溢，不可胜论。”乳腺癌复发转移的病机是由于正气不足即脾胃亏虚，余毒未清，正不抑邪，病邪由浅入深传布而变生百端。

痰瘀内阻，毒瘀互结：痰瘀毒结既是形成肿瘤的原因，又是乳腺癌复发与转移的条件。余毒未清，伏邪未尽，脾气亏虚，气虚血瘀，脾虚水湿不运，痰瘀互阻，且残存癌细胞阻滞气血，痰瘀毒邪随经旁窜流注，有利于肿瘤复发与转移[33]。

（二）治疗

在辨病辨证的基础上，通过补土调理脾胃在晚期乳腺癌的治疗中具有重要的临床意义。

《黄帝内经》云：“脾旺四时”“四气均以胃气为本”“有胃气则生，无胃气则死”“得谷则昌，绝谷则亡”。邪正交争，只要正气不败就可以扭转病情，胃气败则为绝症。脾胃受损则百药难以施用，五脏六腑难以濡养，诸病难治。无论何种原因，或由脾胃先病累及他脏，或他脏病而后伤脾胃者，均可导致晚期乳腺癌患者正气衰败，无力抗邪，肿瘤快速进展，终告不治。

晚期乳腺癌“五脏皆虚”，治疗常需强调“独取中焦”“大病体虚，重在培中”“大病必顾脾胃”，急则治标，顾护脾胃，缓则治本，调补脾胃，无证可辨，治以脾胃；病防渐进，培补脾胃。盖脾胃位处中焦，职司运化，为后天之本，气血生化之源。从脾胃入手治疗乳腺癌，正是中医“治病求本”的体现，故常常能收到较好疗效。而补土理论中的调和脾胃，不仅仅指补益脾胃，还包括“攻”法，只要攻伐的手段对于恢复中土功能有益，能够恢复中土的阴阳平衡，也不离“补土”理论宗旨。调和脾胃包括益气健脾和胃、健脾益肾、疏肝健脾等。不论何种情况，内治均要通过脾胃受纳吸收运化，药物才能发挥疗效。若脾虚胃弱或不健，任何灵丹妙药都不能吸收转输脏腑经络，也无法发挥理想疗效。

补脾助运，开胃在先。晚期癌症患者胃气闭塞、食少纳呆是普遍的临床表现，脾与胃相表里，“胃主纳”“脾主化”，不能纳则无水谷之来源，加速生机断绝，因此调脾开胃同样重要。脾气以上升为和，胃气以下行为顺，脾气虚可致胃气不足，胃气闭塞更能影响脾的运化。湿盛者祛湿为主，阴虚者注意补阴，辅助开胃消滞药物，如炒稻芽、炒麦芽、神曲、莱菔子、砂仁等。养阴药物要选用甘淡平和、多汁濡润、补而不燥、滋而不腻、凉而不寒、淡而不利之品，使养阴不恋湿，如怀山药、百合、麦冬、石斛、玉竹等。祛湿药，性宜平和，不温不燥，不滞不腻，不攻不泻，常用药物有白蔻仁、木香、鸡内金、薏苡仁、扁豆、生姜、槟榔、苏梗、苍术、白术、云苓、陈皮、藿香、佩兰、桔梗、大枣、枳实等，使祛湿不伤正。只有通过保护胃气，方能使脾胃健运，肺气调畅，肝气和解，肾气充盈，五脏安康。正所谓培土荣木、培土生金、养脾补肾，一功多效，通过补土，从而达到人瘤共存，改善患者生存质量，延长患者生存时间的目的。

健脾养胃，勿忘食补。脾胃不足，食补优于药补，俗语言“是药三分毒”，讲的是药有偏性，即使我们尽量选择性质相对平和的药物，也不可常服多服。气血津液的生成最终是来源于我们的食物，根据“春夏养阳，秋冬养阴”原则，选择平和并适合患者体质的食物，以达到温养脾胃的目的。

辨证论治

晚期乳腺癌常伴肺、皮肤与胸廓、肝、脑、骨等多发转移可能。《黄帝内经》提出了“人体水谷为本，而脾胃为水谷之海，若人的脾胃损伤则中气不足，中气不足则六腑皆绝于外，故经言五脏之气已绝于外者，是六脏之元气病也，气伤脏乃病，脏病则形乃离，是五脏六腑真气皆不足也。惟阴火独旺，上乘阳分，故荣卫失守，诸病生焉”，基于这个观点，在辨明转移部位的同时，通过补土，以调理脾胃为主，即扶正为主、祛邪为辅的治疗，无论转移复发的部位，始终将扶正固本放在首位，扶正中又将健脾和胃放在重中之重。祛邪则结合转移部位，选择培土生金、抑木扶土、健脾补肾生髓、补肾健骨等相应的治法。

（1）肺转移

证型　肺脾虚损。

证候特点　咳嗽咯痰，胸闷气促，口干喜饮，饥不欲食，舌红少苔，脉细。

治法　益气健脾，滋润肺阴，抗癌解毒。

代表方剂　四君子汤合百合固金汤加减。

基本处方　太子参 30g，怀山药 15g，白术 15g，云茯苓 15g，百合 30g，生熟地各 10g，桔梗 10g，玄参 15g，麦冬 15g，鱼腥草 30g，沙参 30g。

随症加减　痰多而咯吐频繁者，加苏子、炒莱菔子、芥子各 15g 降气化痰；伴喘促者，加葶苈子 15g；伴有便秘者，加冬瓜子 20g；伴有失眠者，加合欢花 15g，夜交藤 30g。

应充分认识肺转移之发生与脾之运化、肝之疏泄、肾之温煦的失司有关，治疗时需综合评估。而顾护脾胃更是不可疏忽，培脾土生肺金，“得胃气则生，失胃气则亡”，重用四君子汤或补中益气汤以治本。

（2）肝转移

1）痰瘀交阻，湿热蕴结

证候特点　面目俱黄、胁痛腹胀、纳少呕吐、大便秘结或溏泻，伴有腹水及恶病质等表现，舌紫红，苔黄腻，脉弦。

治法　健脾利湿，抗癌解毒。

代表方剂　四君子汤合茵陈蒿汤加减。

基本处方　党参 15g，白术 15g，云茯苓 15g，怀山药 15g，绵茵陈 30g，栀子 15g，延胡索 15g，郁金 15g，白花蛇舌草 15g，徐长卿 30g。

2）肝肾亏虚，癖毒内结

证候特点　胁肋疼痛夜甚，纳差，腹胀，或伴胁下痞块，舌淡暗，苔薄白腻，脉弦。

治法　补益肝肾，化瘀止痛。

代表方剂　六味地黄汤加味。

基本处方　熟地 25g，山萸肉 15g，怀山药 15g，牡丹皮 10g，泽泻 10g，云茯苓 10g，女贞子 15g，桑椹子 15g，菟丝子 15g，枸杞子 15g，五灵脂 15g，莪术 15g。

（3）脑转移

证候特点　头痛呕吐、视物模糊、神昏抽搐，甚至昏迷，舌淡暗，苔薄白腻，脉沉或滑。

治法　育阴潜阳，祛风化痰。

代表方剂　天麻钩藤钦加减。

基本处方　天麻 10g，羚羊角粉 6g（重冲服），钩藤 15g，僵蚕 10g，生石决明 30g，川芎 10g，生地 30g，石菖蒲 15g，珍珠母 30g（先煎），姜竹茹 10g，白花蛇舌草 30g。

随症加减　抽搐明显者选用全蝎、蜈蚣、地龙，研末分包服用，以疏肝通络解痉；口内痰涎壅盛者，选用西洋参、郁金、莱菔子、藿香、佩兰、法半夏、陈皮、薤白、瓜蒌皮、桑白皮以益气解郁祛浊化痰；口干便难者，加葛根、黄芩、大黄以清热解毒通腑。

（4）骨转移

证候特点　身痛日渐加剧，甚则持续性疼痛，彻夜难眠，或不良于行、翻身困难，或见骨质疏松，或伴病理性骨折，舌淡暗，苔薄白腻，脉沉或滑。

治法　填精壮骨，抗癌解毒。

代表方剂　六味地黄汤加减。

基本处方　怀山药 15g，黄芪 30g，白术 30g，云茯苓 10g，牡丹皮 10g，泽泻 10g，山萸肉 15g，生地 25g，补骨脂 10g，透骨草 15g，骨碎补 15g，续断 15g，杜仲 15g，白花蛇舌草 30g。

随症加减　若骨痛明显彻夜难眠者，加郁金、延胡索、五灵脂、僵蚕，以理气活血，通络定痛。

晚期乳腺癌邪盛正亦虚，多为一派虚弱之象，应以扶正为主。以食补养脾胃要贯穿整个治疗过程，并配合适度运动调养。

（孙　杨）

参考文献

[1] Guadagni M，Nazzari G. Zuska's disease[J]. G Ital Dermatol Venereol，2008，143：157-160.

[2] 薛宁，阚秀. 乳腺乳晕下脓肿（Zuska 病）[J]. 诊断病理学杂志，2011，18（1）：63-64.

[3] 丁华野. 乳腺疾病[M]. 北京：人民卫生出版社，2009：819.

[4] 林毅，唐汉钧. 现代中医乳房病学[M]. 北京：人民卫生出版社，2003：184.

[5] 周丹，赵虹. 楼丽华治疗粉刺性乳痈经验[J]. 江西中医药，2009（5）：25-26.

[6] 程亦勤. 唐汉钧治疗粉刺性乳痈经验[J]. 山东中医杂志，2005，24（7）：437-439.

[7] 胡升芳，陈红风，陆德铭. 陆德铭辨治粉刺性乳痈经验[J]. 中医文献杂志，2011，29（4）：40-42.

[8] 吴晶晶，陈红风. 陈红风以“切扩-拖线-熏洗-垫棉”四联外治法为主辨治复杂性粉刺性乳痈经验[J]. 上海中医药杂志，2018，52（6）：21-23.

[9] Lester S C. Differential diagnosis of granulomatous mastitis[J]. Breast J，2005，11：534-535.

[10] Mathelin C，Riegel P，Chenard M P，et al. Granulomatous mastitis and corynebacteria：clinical and pathologic correlations[J]. Breast J，2005，11：357.

[11] Verfaillie G，Breucq C，Sacre R，et al. Granulomatous lobular mastitis：a rare chronic inflammatory disease of the breast which can mimic breast carcinoma[J]. Acta Chir Belg，2006，106（2）：222-224.

[12] Katz U，Molad Y，Ablin J，et al. Chronic idiopathic granulomatous mastitis[J]. Ann N Y Acad Sci，2007，1108：603-608.

[13] Diesing D，Axt-Fliedner R，Hornung D，et al. Granulomatous mastitis[J]. Archgynecol Obstet，2004，269（4）：233-236.

[14] Taylor G B，Paviour S D，Musaad S，et al. A clinicopathological review of 34 cases of inflammatory breast disease showing an association between Corynebacteria infection and granulomatous mastitis[J]. Pathology，2003，35（2）：109-119.

[15] Stary C M，Lee Y S，Balfour J. Idiopathic granulomatous mastitis associated with corynebacterium sp. infection[J]. Hawaii Medical Journal，2011，70（5）：99-101.

[16] Schelfout K，Tjalma W A，Cooremans I D，et al. Observations of an idiopathic granulomatous mastitis[J]. Eur J Obstet gynecol Reprod Biol，2001，97（2）：260-262.

[17] 关若丹，司徒红林，林毅. 林毅教授首创提脓祛腐综合疗法巧治肉芽肿性乳腺炎——典型病案、理论渊源及操作规范[J]. 辽宁中医药大学学报. 2013，15（1）：159-162.

[18] 郭志莉，张敏. 《傅青主女科》产后缺乳浅析及感悟[J]. 浙江中医药大学学报，2017，41（2）：127-129.

[19] 郑燕，谢萍，郑静，等. 产后缺乳的中西医病因病机与治疗[J]. 中药与临床，2013，4（1）：44-46.

[20] 孙跃农，马沂，阎继兰. 产后缺乳从痰湿论治[J]. 云南中医中药杂志，2004（6）：56.

[21] 刘金凤，王国华. 从痰湿论治妇科疾病理论探析[J]. 中医临床研究，2015，7（27）：23-25.

[22] 徐春红. 乳腺增生病的流行病学综述[J]. 北方药学，2013，10（12）：92-93.

[23] Dupont W D，Page D L. Risk factors for breast cancer in women with proliferative breast disease[J]. N Engl J Med，1985，312（3）：146-151.

[24] Fitzgibbons P L，Henson D E，Hutter R V. Benign breast changes and the risk for subsequent breast cancer：an update of the 1985 consensus statement. Cancer Committee of the College of American Pathologists[J]. Arch Pathol Lab Med，1998，122（12）：1053-1055.

[25] Page D L，Schuyler P A，Dupont W D，et al. Atypical lobular hyperplasia as a unilateral predictor of breast cancer risk：a retrospective cohort study[J]. Lancet，2003，361（9352）：125-129.

[26] Dyrstad S W，Yan Y，Fowler A M，et al. Breast cancer risk associated with benign breast disease：systematic review and meta-analysis[J]. Breast Cancer Res Treat，2015，149（3）：569-575.

[27] Lakoma A，Kim E S. Minimally invasive surgical management of benign breast lesions[J]. Gland Surgery，2014，3（2）：142-148.

[28] 吴谦. 外科心法要诀[M]. 北京：中国医药科技出版社，2012：153.

[29] 林佩琴. 类证治裁[M]. 北京：中国医药科技出版社，2011：158.

[30] 楼丽华，张秀侠，沃兴德. 多发性乳腺纤维腺瘤与乳腺增生病性激素、性激素受体和肿瘤标志物比较研究[C]. 全国中医暨中西医结合乳腺病学术会议. 2007.

[31] 马守霞，张玉洲，李彬. 性激素水平及ER、PR表达与乳腺纤维腺瘤的关系[J]. 中国实用医刊，2014，41（7）：63-64.

[32] 马培之. 马培之医案[M]. 北京：人民卫生出版社，1985：273.

[33] 司徒红林，陈前军. 林毅乳腺病学术思想与经验心悟[M]. 北京：人民卫生出版社，2003：62.

下篇　补土理论乳腺科运用案例

第四章 补土理论治疗乳腺炎性疾病案例

第一节 急性乳腺炎的治疗

急性乳腺炎是在产后乳汁淤积的基础上，细菌经乳管或乳头小创口侵入引起的急性化脓性感染。急性乳腺炎属于中医学“乳痈”范畴。朱震亨《丹溪心法》云：“乳房，阳明所经，乳头，厥阴所属。乳子之母，不知调养，怒忿所逆，郁闷所遏，厚味所酿，以致厥阴之气不行，故窍不得通，而汁不得出，阳明之血沸腾，故热盛而化脓。”其阐明了乳痈的病因病机。现代中医认为，乳痈之成，外因为产后哺乳，乳头破损，风毒之邪入络；内因为厥阴之气不行，阳明经热熏蒸，肝郁与胃热相互影响，引起乳汁郁积，乳络阻塞，气血壅滞，化热酿毒以致肉腐成脓。根据临床症状及体征常可分为三期：郁滞期、成脓期、溃后期。中医内外合治急性乳腺炎疗效显著，优势突出。临床治疗时应根据不同分期选择相应治疗方案：郁滞期治疗当以“通”为主；成脓期关键是彻底排脓，“引”“托”并用，以达腐去肌生之目的；溃后期以“补”为关键，益气健脾，生肌收口，促进愈合。补土理论在急性乳腺炎治疗中的应用主要体现在：早期清泄胃热、泻阳明之实；中期排脓、宣泄胃热，同时又应用“补”“托”之法，升发脾胃阳气，托毒外出，促使早日脓出毒泄、肿消痛减；后期补益脾胃、生肌收口，促进伤口愈合。

案例一 疏肝清胃法治疗哺乳期乳腺炎郁滞期案

陈某，女，26岁，2010年11月28日初诊。

主诉 产后1月余，右乳红肿热痛2天，发热1天。

现病史 患者产后正常哺乳1月余，近日因进食辛辣之品，双乳出现胀痛不适，2日前右乳外上出现结块，红肿热痛，自行以热毛巾外敷肿块未能消失，今日右乳肿痛症状渐重，伴恶寒发热，体温高达39.2℃，遂由家属陪护前来就诊。症见精神疲倦，恶寒发热，无汗出，双乳胀痛，右乳尤甚，胸闷不舒，纳欠佳，口干，小便可，大便干结。舌质红，苔薄黄，脉弦数。

查体 体温38.8℃，双乳胀大，双乳头平齐无内陷，指向无改变，双乳皮肤血管怒张明显，酒窝征（–），橘皮征（–），右乳外上触及结块，范围约3.5cm×5.0cm，局部肤色潮红，肤温偏高，质韧，触痛（+）。

辅助检查 血常规示白细胞（WBC）10.8×10^9/L，中性粒细胞（NEUT）8.2×10^9/L。

西医诊断 哺乳期乳腺炎。

中医诊断 乳痈（郁滞期）。

中医证型 气滞热壅型。

治法 疏肝理气，清胃解毒，宣透散结。

中药处方 瓜蒌牛蒡汤加减。

牛蒡子 10g，柴胡 10g，青皮 10g，陈皮 10g，瓜蒌 15g，金银花 30g，蒲公英 15g，黄芩 10g，栀子 10g，天花粉 10g，皂角刺 10g，甘草 6g。

共 3 剂，每日一剂，水煎二次，日服二次。

另取炒麦芽 120g，炒山楂 60g，煎水代茶饮以回乳。忌食煎炸、肥腻、辛辣之品。

外治法 手法揉抓排乳，排出双乳白色乳汁共约 350ml，至右乳结块明显消除。嘱患者每日自行揉抓排乳，排净乳汁，并外敷金黄散。

2010 年 12 月 1 日二诊。

刻下症 精神可，无恶寒发热，双乳胀痛消失，右乳红热疼痛缓解，纳眠可，二便正常。舌质红，苔薄白，脉弦细。

查体 双乳外观正常，右乳外上结块消失，局部肤色、肤温正常，双乳头排乳通畅。

中药处方 继服原方。

共 3 剂，每日一剂，水煎二次，日服二次。

嘱患者充分授乳，及时排空乳汁，饮食方面宜清淡而富于营养之品，忌食辛辣、煎炸油腻之品，保持心情舒畅，注意休息，预防外感。

按语

该患者属哺乳期乳腺炎郁滞期，为疾病早期阶段，病变范围较局限，临床以乳汁分泌不畅、乳房肿大疼痛为特征。《丹溪心法》中提出“乳房，阳明所经，乳头，厥阴所属”，阐明了乳痈病机与肝胃两经关系密切。肝喜疏泄条达，阳明胃经为多气多血之经，喜润恶燥，易于壅滞。乳痈的成因责之于肝郁、胃热两端。明代李梃在《医学入门》中云：“乳房结核，乃饮食厚味，忿怒忧郁，以致胃火上蒸乳房，汁化为浊脓，肝经气滞，乳头窍塞不同，致令结核不散，痛不可忍。”可见，胃热和肝郁是造成乳痈的根本因素。胃热者，乃厚味化火而上蒸；肝郁者，乃气滞壅塞而不通。在发病的过程中，特别是乳痈的早期阶段，从脉证上观察，两种病因往往兼见，只不过偏重不同而已。

脾胃为后天之本，气血化生之源。饮食过于肥甘厚腻，易损伤脾胃，阻碍气血津液之化生，易生湿、生痰、化热；肝喜条达恶抑郁，肝失条达，则肝郁气滞，郁久化热，毒热蕴结，气血壅滞，结于乳络，胃火上攻，热熏乳房，乳腐成痈。

本案患者产后哺乳期间，饮食不节，进食辛辣之品，阳明经热熏蒸，加之产后精神紧张，肝气郁滞，肝郁与胃热相互影响，而致乳汁壅积结块，而成乳痈。现结块硬而触痛，暂未成脓，属于郁滞期。

治疗上，乳房以通为顺，以堵为逆，以塞为因，故乳痈郁滞期治疗当以通为治疗总则。内治以瓜蒌牛蒡汤加减，方中以牛蒡子、金银花、蒲公英、天花粉、甘草清热解毒、消散痈肿，《脾胃论》曾云："饮食损胃，劳倦伤脾，脾胃虚则火邪乘之而生大热……兼于脾胃中泻火之亢甚。"本病因饮食失宜所致胃热形成，方中上药均入胃经，清泄胃热之力显著；方中加入柴胡、陈皮、青皮以疏肝理气，气行则乳行，肿消结散；瓜蒌入肝、胃经，既能清泄胃热解毒，又能疏肝理气散结；黄芩、栀子清热凉血；皂角刺消肿散痈；全方组合体现了以"通"为用的治疗大法，祛邪除郁清热，则痈消肿散。

乳汁淤积是乳痈的直接病因，故除上述方药之外，还需配合麦芽、山楂煮水内服，以消滞回乳，减少乳汁生成；同时配合揉抓排乳手法治疗，除宿乳、消壅滞，使淤积的乳汁排出通畅。该外治手法作用直接，效果显著，能通郁闭之气，消瘀结之肿，达到理气散结、宣通乳络、泻热消炎的目的，而且手法简便易行，可教会患者自行保健排乳，是治疗急性乳腺炎郁滞期的首选外治法。用瓜蒌牛蒡汤治疗乳痈初期患者之红肿热痛，不论新久，但未成脓者，均可服用；乳汁淤积是乳痈形成的直接原因，故配合内治麦芽、山楂消滞回乳联合揉抓排乳外治，疏通乳络；内外合治，通乳与回乳相结合，以"通"为治疗关键，郁滞消退，消肿散结，疗效显著。

（王　蕾）

案例二　清胃透脓法治疗哺乳期乳腺炎成脓期案

李某，女，36岁，2012年3月14日初诊。

主诉　产后3个月，右乳红肿疼痛10天。

现病史　患者3个月前生产，产后自行哺乳，半月前右乳哺乳稍不畅，渐而出现右乳红肿疼痛，3天前于外院行右乳肿物穿刺术，抽出少许黄色脓液物。为求进一步治疗，遂来我院就诊。症见精神疲倦，乏力，右乳红肿热痛，纳差，口渴，大便干结，小便偏黄，舌红，苔黄腻，脉弦滑。

查体　体温正常，右乳内上象限皮肤潮红、透亮，可触及一大小约5cm×6cm质硬肿块，触痛明显，见脓性分泌物从穿刺口溢出。

西医诊断　哺乳期乳腺炎。

中医诊断　乳痈（成脓期）。

中医证型　胃热壅盛。

治法　清热解毒，托里排脓。

中药处方 瓜蒌牛蒡汤合透脓散加减。

炮山甲 10g（先煎，代），皂角刺 30g，蒲公英 15g，丝瓜络 15g，全瓜蒌 15g，桔梗 10g，漏芦 30g，青皮 15g，郁金 15g，黄芪 30g，白术 15g，王不留行子 15g。

共 5 剂，每日一剂，水煎二次，日服二次。

外治法 配以提脓药捻引流、刮匙棉捻排脓祛腐，土黄连液外敷，每日换药。

2012 年 3 月 19 日二诊。

刻下症 患者乳房红肿疼痛等症状缓解，精神稍疲倦，纳差，无口干口苦，小便调，大便不通，舌淡红，苔白，脉弦细。

查体 右乳红肿消减，未触及明显硬结。

中药处方 参苓白术散加减。

党参 15g，白术 15g，怀山药 15g，云苓 15g，莲子 15g，桔梗 15g，薏苡仁 30g，砂仁 10g（后下），炒白扁豆 15g，陈皮 15g，川朴 15g，枳实 15g，鸡内金 10g，神曲 10g。

共 5 剂，每日一剂，水煎二次，日服二次。

外治法 换药未见明显脓腐残留，予以加压收口。

一周后复诊，患者精神好转，纳可，大便通，余一般情况可；查体右乳脓腔基本愈合，乳房未见变形及明显瘢痕。

按语

中医外科学根据疮疡表现将乳痈分为初起、成脓、溃后三个不同阶段。其病机分为初期邪毒蕴结、经络阻塞、气血凝滞；成脓期郁久化热、热盛肉腐、肉腐成脓；溃后期则为脓毒外泄、正气耗损，同时根据病机确立了“消、托、补”三个治疗原则。但由于乳房生理功能不同，故乳痈早期治疗当“以消为贵”，郁滞期乳痈若能得以消散，不使邪毒结聚成脓，可使患者免受溃脓、手术之苦，缩短病程。若失治误治，郁滞早期未能得到及时疏通，致郁滞化热，而致热盛肉腐成脓，此期以彻底排脓为要，使用透托药物透脓外出，若合并正气亏虚，可少佐补益之品以补托，协助脓出毒泄，寓“扶正祛邪”之意，又有“祛邪不伤正”之效。

妇人或由于平素喜食辛辣厚味，或忧思郁怒，肝气不行，乳窍不通，损伤肝胃，邪气聚于乳间，气血不通，乳汁蕴积，郁而发热，热盛肉腐成脓。此例患者为哺乳期乳腺炎成脓期，治疗当彻底排脓，使用“消”“通”两法，“消”使毒邪移深居浅；“通”能荡涤瘀乳，排出脓腐。《黄帝内经》云：“欲伏其所主，必先其所因。”故治病必求之本也，方选消痈溃坚汤加减。方中炮山甲（代）、皂角刺溃坚破结，通络透脓；配以全瓜蒌清热化痰，郁金、青皮相配伍，疏肝理气散结，气行则乳行；漏芦、丝瓜络、王不留行子入肝、胃二经清肝泄胃，通络消肿，辅以甘寒之蒲公英清热解毒，增强消痈之功，使邪有出路；桔梗引药上行；患者产后体虚，配以黄芪、白术益气健脾以扶正，又寓“升发脾胃阳气”之意，托毒外出，促使早日脓出毒泄、肿消痛减。同时配合外治清创引流，使邪有出路，脓毒消退。经治疗后患者局部红肿消减，肿块缩小，但脓出后正气亏虚，此时若再予寒凉之品以致脾失健运，反伤中阳，气血更亏，疮口不敛，此时当以补益为要，故予参苓白术散加减，健脾益气，扶正祛邪，助肉新长；患者兼见便秘，切不可妄投寒凉攻下之品恐伤脾胃中阳，故以川朴、枳实行气通腑以达通便之效。三诊患者无不适，乳房未见变形及明显瘢痕，半月而愈。

（王　蕾）

案例三　扶正托毒法治疗哺乳期乳腺炎溃后期案

梁某，女，28岁，2011年12月2日初诊。

主诉　右乳红肿疼痛3月余，溃破流脓1月余。

现病史　患者于2011年7月底产后哺乳，自9月开始发现右乳头内侧红肿疼痛，并逐渐出现溃破流脓，曾辗转多家西医院就诊，因考虑患者处于哺乳期未予特殊治疗。11月30日至外院就诊，予行脓肿切开引流术。

刻下症　精神疲倦乏力，面色苍白，低热无恶寒，右乳疼痛，纳眠欠佳，口干不苦，大便可，小便黄。舌淡红，边有齿痕，苔白腻，脉弦细。

查体　右乳红肿，溃破流脓，脓液质稠，无臭味。

辅助检查　血常规提示WBC 11.4×10^9/L，NE 71.1%。

西医诊断　哺乳期乳腺炎。

中医诊断　乳痈。

中医证型　正虚毒炽。

治法　益气扶正，托里排脓。

中药处方　参苓白术散合三仁汤加减。

党参30g，白术15g，茯苓15g，怀山药15g，陈皮10g，杏仁15g，薏苡仁30g，砂仁10g（后下），白蔻仁15g，北芪30g，忍冬藤30g，皂角刺30g，丝瓜络15g。

共3剂，每日一剂，水煎二次，日服二次。

外治　脓肿引流，排除脓液。

2011年12月5日二诊。

刻下症　患者精神仍感疲倦，纳眠转佳，体温恢复正常，口干缓解，无口苦，二便可。舌淡红，边有齿痕，苔薄白，脉弦细。

查体　右乳局部红肿基本消失，引流脓液清稀，脓液量较前减少，新生肉芽颜色淡红稍苍白，溃口皮缘颜色暗淡。

中药处方　补中益气汤加减。

党参30g，白术15g，茯苓15g，怀山药15g，陈皮15g，黄芪50g，柴胡10g，升麻10g，当归头10g，皂角刺15g，桔梗15g。

共5剂，每日一剂，水煎二次，日服二次。

5日后复诊，乳房疮口愈合，局部无明显红肿疼痛，周身未诉特殊不适。

按语

乳痈脓腐排出即进入溃后期。脓血由气血化生，脓肿溃破后，正气耗伤而余毒残留，加之患者产后体虚，气血不足，而成正虚毒炽之证。脾胃虚弱，运化失司，不能化生气血津液，故可见精神疲倦乏力，面色苍白；又因脾虚水湿内生，停于局部而成痰湿，可见苔白腻；溃后脓毒未清，故可见乳房局部红肿，脓流质稠。

凡疮疡后期脓血大泄后，必须靠水谷之营养，以助气血恢复，加速创口愈合；若胃纳不振，或脾胃亏虚，则生化乏源，气血不充，溃后难敛。凡外科疾病的过程中出现脾胃虚弱，运化失司，纳食不佳，应及时调理脾胃。古人云“有胃气则生，无胃气则死”，故治疗外科疾病自始至终都要注意到中土脾胃之气。故治疗以益气扶正、托里排脓为法，尤重顾护脾胃。拟方参苓白术散合三仁汤加减，既健脾益气又利湿化痰，方中重用黄芪，又有“升发脾胃阳气以助疮口愈合”之意，又以忍冬藤、皂角刺、丝瓜络清热托里透脓，达到祛邪不伤正的目的。

经治疗后，患者胃纳好转，脓液由稠转稀，脓液量逐渐减少，局部红肿消退，肉芽颜色暗淡。此时毒势已去，正气亏虚，治疗应予“补法”，补益脾胃以恢复正气，促进创面早日愈合。故治以益气健脾法，方选补中益气汤加减。方中党参、白术、茯苓、怀山药为四君子汤方义，党参为君，甘温益气，健脾养胃。臣以白术，健脾燥湿，加强益气助运之力；佐以茯苓，健脾渗湿，苓术相配，则健脾祛湿之功益著。黄芪配升麻升举阳气，使气血生化有源，气血旺盛则皮肉生长迅速；患者产后血亏，用当归头合黄芪益气养血；陈皮、桔梗升散而行中上焦之气，令补而不呆；方中皂角刺清除余邪，以防闭门留寇之嫌。

（王 蕾）

第二节 慢性乳腺炎的治疗

慢性乳腺炎是指发生于不同乳腺组织结构的一种以慢性肉芽肿改变为主要特征的炎性疾病，包括肉芽肿性小叶性乳腺炎、导管内扩张症、乳晕后方脓肿等。中医学认为本病属中医外科不乳儿乳痈范畴，发病因素与乳管畸形、滞乳停蓄有关，每遇外邪侵袭、情志不畅、饮食不节、劳倦内伤等诱因而发作，其发生、发展、预后、转归均与脾胃盛衰有着密切关系。明代陈实功《外科正宗》提出“盖疮全赖脾土，调理必要端详”，根据疮疡初起、成脓、溃后三个不同阶段，以确立“消、托、补”为治疗原则。“初期以消为贵”“中期以托为法”“后期以补为宜”进行调治。

案例一　疏肝和胃法治疗肉芽肿性乳腺炎肿块期案

梁某，女，37岁，2017年10月27日初诊。

主诉　左乳肿痛2周余。

现病史　2周前患者因经前情绪激动，后发现左乳红肿疼痛，无发热，至当地医院就诊，查乳腺彩超、钼靶及乳腺MRI均提示乳腺炎性病变，予口服抗生素治疗无明显改善，遂于10月23日行左乳肿物穿刺活检术，病理提示为肉芽肿性小叶性乳腺炎。后至我院就诊，现患者左乳外上、外侧大片肿胀，微红微痛，伴有乳头黄色油性分泌物，查彩超提示左乳外上大片低无回声区，边界不清，范围约6.6cm×4.2cm×2.5cm，部分周边伴有血流信号，可见导管扩张。血常规示WBC 11.2×10^9/L，NEUT 7.3×10^9/L。

刻下症　乳外上肿痛，无发热恶寒、咳嗽咳痰、胸闷、无关节疼痛等不适，情绪焦虑，纳眠不佳，口干口苦，二便调。舌红，苔微黄腻，脉弦数。

查体　左乳外上可触及一肿物，约8cm×7cm，质韧，边界不清，局部皮肤潮红肿胀，肤温稍高，压痛，未触及波动感，左乳头可见被动油脂样溢液。

西医诊断　左乳肉芽肿性小叶性乳腺炎。

中医诊断　肉芽肿性乳痈初期。

中医证型　肝郁胃热证。

治法　疏肝和胃，消痈散结。

中药处方　丹栀逍遥散合仙方活命饮加减。

金银花15g，柴胡10g，浙贝母15g，皂角刺30g，白芷10g，栀子10g，白芍10g，茯苓15，白术15g，当归尾10g，天花粉10g，甘草5g。

共7剂，每日一剂，水煎二次，日服二次。

外治法　加味金黄散水蜜膏外敷红肿处；功劳木液外洗湿敷；溢液乳孔灌注冲洗。

2017年11月3日二诊。

刻下症　左乳肿胀范围较前缩小，疼痛缓解，无发热恶寒，纳可，眠好转，口干不苦，大便偏烂，小便正常。舌淡红，苔白微腻，脉弦细。今晨血常规：WBC 7.26×10^9/L，NEUT 5.08×10^9/L。

查体　左乳结块较前变软，范围缩小，无压痛，肤色正常，肤温稍高，未及波动感，乳头仍可见油性分泌物。

中药处方　上方去金银花、栀子、天花粉、白芷，加王不留行15g，橘核10g，白蒺藜15g，郁金10g。

共7剂，每日一剂，水煎二次，日服二次。

外治法　给予活血消肿止痛膏外敷，溢液乳孔再行灌注冲洗一次。

2017年11月10日三诊。

刻下症　左乳外上结块变软，无疼痛，乳头少许淡黄色溢液，纳眠可，无口干口苦，二便正常。舌淡红，苔白，脉弦细。

中药处方　继服前方7剂。

按语

肉芽肿性小叶性乳腺炎是一种非干酪样坏死、局限于乳腺小叶、以肉芽肿为主要病理特征的慢性炎症性疾病。西医发病机制尚不明确，大多数专家认为其与乳管异常分泌及免疫因素有关，而外伤、饮食、劳累、情绪过激等均可成为其发病诱因。中医学认为，乳痈发病与肝、脾、胃关系密切，《四圣心源》中提及“土者，四维之中气也。脾以阴土而含阳气，故脾阳左升，则化肝木，胃以阳土而胎阴气，故胃阴右降，则化肺金”。中土的升降气机失常容易导致气血失调，营卫不和而生痈肿。该患者乳头可见油脂样分泌物提示乳管内存在异常分泌物郁积，经前情绪激动，忧思伤脾，忿怒伤肝，致气机郁滞，蕴结于乳房胃络，经脉阻塞不通诱发本病。《丹溪手镜》曰：“乳痈因厚味，湿热之痰停蓄膈间，与滞乳相搏而成。又有怒气激其滞乳而成。”《女科撮要》曰：“妇人乳痈，属胆胃二腑热毒，气血壅滞。故初起肿痛，发于肌表，肉色赤”。故发病初期乳房局部肿胀，红热疼痛，“女子乳头属肝，乳房属胃”，肝郁胃热，故见口干口苦，纳呆，苔黄腻，乳管内滞乳蕴热成脓，循乳管外溢，而见油脂样分泌物。

肉芽肿性小叶性乳腺炎发病初期以肿块为主，多未成脓，故治疗应遵循以消为贵的原则，重点是调气，以调整气机升降为方法，实则泻之，虚则补之，最终达到气血平和的目的，故本案治以清热解毒、消痈散结为法。正如《丹溪手镜》云：“盖乳房为阳明所属，乳头为厥阴所经。凡病皆阳明经也，治宜疏厥阴之滞，清阳明之热，行滞血散肿结。”方选丹栀逍遥散合仙方活命饮加减。方中金银花、白芷清阳明之热，使邪从外透解；柴胡疏肝解郁、条达肝气，白芍养血敛阴、柔肝缓急，栀子清厥阴之郁热；浙贝母、天花粉消肿散结；当归尾、皂角刺通行经络，可引药直达病所；白术、茯苓健脾化湿，甘草和中化浊。诸药共奏疏肝清胃、清热解毒、消痈散结之效。外治配以金黄散水蜜膏外敷以清热解毒，消肿散结，乳管灌注以通乳络，达到早期以消寓通的目的。

二诊肝胃郁热已解，余邪未尽，气滞血行不畅，病邪留恋，易致病情迁延反复，故去金银花、栀子、天花粉、白芷，加王不留行、橘核、白蒺藜、郁金等加强理气活血、通络散结之力。若正气亏虚，而见阴性肿块者，则可适当加温阳散结之药，以达温消之效。

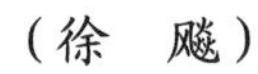
（徐　飚）

案例二　托里透脓法治疗肉芽肿性乳腺炎脓肿期案

列某，女，41岁，2015年11月5日初诊。

主诉　右乳红肿疼痛20余天，溃破流脓4天。

现病史　2015年10月11日突然出现右乳肿物伴疼痛，局部无红肿，遂至北京天坛医院就诊，考虑乳腺炎可能，予抗生素治疗、配合中药汤剂内服7天，症状未见缓解。后右乳肿物局部皮肤出现红肿，疼痛加重，11月2日自行破溃流脓，遂于11月5日至我科就诊。

刻下症　右乳上方红肿热痛，溃破流脓，纳眠一般，口干口苦，二便调；舌淡红，苔黄微腻，脉弦。

查体　右乳上方可触及一巨大肿物，边界不清，主要波及内上、上方、外上、外下及乳晕后方，范围约11cm×10cm，局部皮肤潮红、肿胀，肤温升高，压痛明显，波动感（+），其中央部位皮肤溃疡，范围约2cm×2cm，可见脓性渗液。

辅助检查　乳腺彩超见右乳弥漫混合不均质回声（108mm×99mm×37mm），并见局灶坏死及大量脓肿形成；右腋下淋巴结肿大。血常规：WBC 27.55×10^9/L，NEUT 23.72×10^9/L。

西医诊断　右乳肉芽肿性小叶性乳腺炎。

中医诊断　肉芽肿性乳痈。

中医证型　热毒炽盛证。

治法　清热解毒，托里透脓。

中药处方　仙方活命饮合透脓散加减。

金银花30g，防风10g，浙贝母15g，皂角刺30g，白芷15g，当归10g，穿山甲10g（先煎，代），蒲公英15g，天花粉10g，川芎15g，黄芪30g，甘草10g。

共3剂，每日一剂，水煎二次，日服二次。

外治法　彩超引导下经皮行右乳上方肿物穿刺活检术+中药化腐清创引流术。

操作　常规消毒后，于右乳上方溃口用探针探查，于内上、外上、外侧、内下及乳晕下方可探及多个脓腔及窦道，留取脓腔内脓液送细菌培养。彩超引导下行右乳外侧、上方及内上方乳腺组织穿刺活检，穿取脓肿旁腺体组织标本5条送检。超声引导下以刮匙探查及搔刮脓腔及窦道，可引出大量坏死肉芽组织及暗褐色血性脓液，共约100ml，于外上、内上及乳晕后方各留置提脓药捻1条，外用功劳木液湿纱保护皮肤，金黄水蜜膏外敷，弹力绷带加压包扎固定。术后每日行中药化腐清创换药，清除窦道内脓腐组织。

2015年11月8日二诊。

刻下症　精神稍疲倦，无发热、恶寒等不适，自觉右乳局部较前明显变软，疼痛缓解，无心慌心悸，口干不苦，纳可，眠一般，二便正常，舌淡红，苔微黄，脉弦。复查血常规：WBC 22.82×10^9/L，NEUT 17.54×10^9/L，血红蛋白（Hb）

108g/L。换药见右乳局部红肿较前消退，探查脓腔及窦道通畅，通过搔刮可刮出量约 50ml 脓腐组织，棉捻、冲洗等中医外治法清理各脓腔及窦道后，于外上方、内侧仍有坏死组织的窦道内插入提脓药捻，外敷功劳木液湿纱、金黄散水蜜膏。

中药处方　托里消毒散加减。

黄芪 60g，穿山甲 10g（先煎，代），川芎 15g，当归 30g，皂角刺 20g，金银花 15g，桔梗 10g，白芷 15g，牡蛎 30g（先煎），王不留行 15g，白术 15g，茯苓 15g。

共 6 剂，每日一剂，水煎二次，日服二次。

外治法　每日行中药化腐清创换药，清除窦道内脓腐组织。外敷金黄散水蜜膏，功劳木液湿敷。

2015 年 11 月 14 日三诊。

刻下症　无发热，精神可，右乳局部皮肤不红，溃口周围肤色变暗，皮肤水肿基本消退，无明显疼痛，纳眠可，二便调，舌淡红，苔白，脉弦细。复查血常规：WBC 10.48×10^9/L，NEUT 7.74×10^9/L。换药见右乳局部红肿明显消退，搔刮各窦道可见少许黄褐色渗液，量约 5ml，未见明显脓腐组织，棉捻捻净窦道后，于各窦道留置土黄连纱条消炎生肌，继续外敷土黄连湿纱及活血消肿止痛膏。患者病情稳定，可办理出院，嘱患者定期复诊换药，对残留脓腔及窦道内坏死组织及时进行中药化腐清创治疗，半月后痊愈。

按语

肉芽肿性小叶性乳腺炎虽是慢性炎症性疾病，但多见急性发病的患者就诊。本病急性发作期有发病急骤、易迅速蔓延的特点，临床表现多见脓肿及窦道、肿块多型并存。本例患者就诊时属于脓肿期，深部脓已成但未溃破，局部红肿热痛。患者可见口干口苦、舌红、苔黄腻、脉弦数等一派热毒炽盛之象。其治疗关键是彻底祛腐排脓，遵林毅教授经验，以“祛腐生肌”为原则，采用提脓祛腐清创法，清除已经成脓的病灶，使毒邪外泄，腐去新生。内治以清热解毒、透脓外出为法。中药方选仙方活命饮合透脓散加减，方中用穿山甲（代）、皂角刺直达病所，溃坚破结、通经透脓；金银花、白芷清阳明之热，使邪从外透解；防风疏厥阴之滞；浙贝母、天花粉散肿结；蒲公英清热解毒；黄芪益气升阳，托毒外泄；当归、川芎养血活血，诸药合用共奏清热解毒、托毒透脓之效。

二诊时局部红热已消，热毒消减，但余毒未清，余毒与气血相搏，气血凝滞而成肿疡。脓液为气血所化，脓出则耗伤气血，《外科正宗》云：“气盛则顶自高而突起，血盛则根脚束而无疑。肿疡时如若无正气冲托，则疮顶不能高肿，亦不能痛；溃脓时无真阴相滋，则疮根不能收束，色亦不能红活收敛。故肉腐成脓，则当须内托以救其里，使胃气和平，荣卫俱行，邪气不能内伤。”故治疗上当健脾益气、托毒透脓，方选托里消毒散加减，黄芪益气扶正；白术、茯苓健脾渗湿，金银花清除余热、透邪外出；川芎、皂角刺、白芷等活血消肿，桔梗引药上行，直达病所。外治时应慎防闭门留寇。保持窦道引流通畅，及时清除脓腐，避免因脓腐残留导致病情迁延难愈。继续巩固治疗十余天炎症逐渐消退，使病情严重复杂的患者疗程缩短，减少了患者痛苦。

（徐 飚）

案例三 温阳散结法治疗肉芽肿性乳腺炎迁延期案

曾某，女，36岁，2016年3月2日初诊。

主诉 反复右乳肿痛伴溃脓7月余。

现病史 2015年8月发现右乳肿块，伴疼痛，于外院就诊，诊断为“乳腺炎”，经抗生素、抗结核及中药治疗效果不明显，后肿胀较前加重，于11月29日在外院手术切开排脓治疗，取组织病理活检提示为右侧乳腺肉芽肿性乳腺炎。予清创换药，病情稍好转，但肿块反复发作，缠绵不愈，遂至我科就诊。

刻下症 神清，精神可，右乳肿块，无红热疼痛，质韧，伴多个窦道溃口，渗液稀薄，无发热恶寒，纳一般，眠可，二便调。舌暗红，苔白腻，脉细。

查体 右乳外上肿胀结块，漫肿无边，肤色肤温基本正常，表面可见多个溃口，创面肉芽暗淡无泽，皮缘晦暗，肿块质韧，无压痛，未触及波动感。

辅助检查 血常规示WBC 5.11×10^9/L，NEUT 2.23×10^9/L。彩超：双乳头下导管扩张，右乳腺可见多个条带状低无回声区[外上象限3.4cm×1.2cm，内上象限2.2cm×1.2cm，边界欠清，内回声欠均匀，探头加压见点絮状流动，彩色多普勒血流图（CDFI）周边见点状血流信号]，考虑炎性病灶并部分液化可能。右腋下淋巴结反应性增大。

西医诊断 腺肉芽肿性小叶性乳腺炎（脓肿窦道混合型）。

中医诊断 肉芽肿性乳痈。

中医证型 阳虚痰凝。

治法 温阳补血，散寒通滞，消肿散结。

中药处方 阳和汤加减。

熟地30g，皂角刺30g，王不留行15g，赤芍15g，肉桂3g，鹿角胶10g，麻黄3g，白芥子10g，姜炭5g，法半夏10g，茯苓10g，白术15g，甘草10g。

共7剂，每日一剂，水煎服，日一次。

外治法 窦道内化腐清创换药，局部刺络放血、拔罐治疗，活血消肿止痛膏外敷。

2016年3月9日二诊。

刻下症 患者精神可，右乳肿块较前变软，范围缩小，溃口渗液减少，纳可，无口干，二便调，舌淡，苔白，脉细。

查体 右乳肿块较前变软，范围缩小，溃口渗液减少，探查窦道通畅，窦道内可刮出少量脓腐组织，夹杂少量瘀血，疮口组织淡红。

续守前方 7 剂，每日一剂。局部刺络放血，拔罐治疗。

2016 年 3 月 15 日三诊。

刻下症　患者精神可，右乳肿块质软，部分溃口愈合，纳可，无口干，二便调，舌淡，苔薄白，脉细。

查体　右乳肿块变软，范围局限，部分溃口愈合，部分溃口可见少量渗液，无脓血。

中医证型　脾胃虚弱。

治法　健脾益气，和营生肌。

中药处方　参苓白术散加减。

人参 15g，茯苓 15g，白术 15g，陈皮 10g，怀山药 15g，砂仁 10g（后下），桔梗 10g，麦芽、稻芽各 15g，川朴 15g，橘核 15g，王不留行 15g，炙甘草 10g。

共 7 剂，每日一剂，水煎服，日一次。

嘱平时注意饮食及生活起居调摄，适当锻炼，定期复诊，1 个月后复诊随访局部溃口痊愈，病灶基本消失。

按语

肉芽肿性小叶性乳腺炎起病急骤，易致坏死成脓，形成脓腔窦道混合交错的复杂病情，迁延难愈。患者在外院行手术、抗生素、抗结核及中医药治疗，病情反复不愈。到我院就诊时右乳肿块，不红不热不痛，但局部病灶反复溃疡渗液，迁延难愈。彩超提示可见多个条带状低无回声区，局部液化。

肉芽肿性乳腺炎当属中医学“疮疡”范畴。而阴阳辨证是疮疡病辨证的总纲，《疡医大全》曰：“凡诊视痈疽，施治，必须先审阴阳，乃医道之纲领，阴阳无缪，治焉有差。医道虽繁，而可予一言蔽之者，曰阴阳而已。”疮疡阳证多急性发作，肤色红赤，肤温灼热，高肿突起，根盘收束，软硬适度，疼痛剧烈、拒按，脓质稠厚，肉芽红活；阴证则局部表现为慢性发作，肤色苍白或紫暗或皮色不变，肤温凉或不热，肿势平塌下陷，根盘散漫，肿块坚硬如石或柔软如棉，疼痛缓和、隐痛、不痛或酸麻，脓液质稀薄，肉芽苍白或紫暗。切口缠绵难愈，皮缘色暗，脓液灰暗质清稀，肤温不高伴怕风怕冷、便溏等全身症状。

结合患者病史及局部症状体征，本病起病急骤，此原属阳证易治，但因早期失治，成脓后又失于补托，而以抗生素、抗结核等凉药久用以图其内消，反致气血冰凝，脾胃伤败，使疮毒不得外发，而致内攻，出现多发窦道，反复溃脓渗液。一诊时辨证当属疮疡之阴证，临床分期为慢性迁延期，分型属弥漫型，多型混合型，为阳虚痰凝之证，故治以散寒通滞、消肿散结之法，方选阳和汤加减。

阳和汤出自清代名医王维德《外科证治全生集》，“阳和”旨在以阳和阴，用阳化阴。全方由熟地、肉桂、麻黄、鹿角胶、白芥子、姜炭、生甘草等药组成。方中重用熟地，滋补阴血，填精益髓；配以血肉有情之鹿角胶，补肾助阳，益精养血，两者合用，温阳养血，以治其本，共为君药，少佐于麻黄，宣通经络，与诸温和药配合，可以开腠理，散寒结，引阳气由里达表，通行周身，“白疽乃阴虚之证，气血寒而毒凝”，治疗“以开腠理为要”“腠理开……白疽解寒立愈”。甘草生用为使，解毒而调诸药，辅以茯苓、白术健脾渗湿，法半夏燥湿化痰。纵观全方，补血与温阳并用，化痰与通络相伍，益精气、扶阳气、化寒凝、通经络，温阳补血以治本，化痰通络以治标，诸药合之，犹如仲春温暖和煦之气，普照大地，驱散阴霾，而布阳和，共成解散之功。

本病强调内外合治，患者行多次手术切开引流，以期治愈，但是炎症坏死组织未尽去，脓腐羁留，致“腐不去，肌不生”，故病情反复难愈。因此，外治选用以化腐清创法，彻底清除顽腐，避免养痈遗患、闭门留寇。

三诊时患者脾胃虚弱、气血亏虚渐显，应以补益为要，故予以参苓白术散加减健脾益气，扶正祛邪，助长新肉，则可顺利生肌收口。方中参、苓、白术加炙甘草，则成四君矣。按四君以参、苓为胃中通药，胃者腑也，腑以通为补也；白术、炙甘草，为脾经守药，脾者脏也，脏以守为补也。茯苓淡渗，下达膀胱，为通中之通；人参甘苦，益肺胃之气，为通中之守；白术苦能渗湿，为守中之通；炙甘草纯甘，不兼他味，又为守中之守也，合四君为脾胃为两补之方。加扁豆、薏苡仁以补肺胃之体，炮姜以补脾肾之用；桔梗从上焦开提清气，砂仁、肉豆蔻温固下焦，二物皆芳香能通三焦之郁滞，兼醒脾阳也。本方甘淡微苦法，加则辛甘化阳，芳香悦脾，微辛以通，微苦以降，上下斡旋，宣通三焦，则疮口可得速愈。

（徐　飚）

案例四　化痰散结法治疗肉芽肿性乳腺炎并乳腺增生案

陈某，女，39岁，2018年1月18日初诊。

主诉　双乳反复疼痛2年余，伴左乳红肿疼痛溃脓9月余。

现病史　患者2年前无明显诱因出现双乳疼痛，经前十余日加重，经后不能完全缓解，于外院服用中药治疗未见明显缓解。2017年4月情绪激动后出现左乳肿块，伴疼痛，未予重视，症状逐渐加重，伴局部红肿，2017年5月肿块破溃流脓，于外院就诊，乳腺彩超提示左乳肉芽肿性乳腺炎可能，双乳乳腺增生，经激素治疗疼痛稍减，肿块未见明显缩小，近一周肿块疼痛较前加重，遂至我院门诊就诊。末次月经为12月8日。

刻下症　神清，精神可，左乳肿块疼痛，无发热恶寒，纳可，眠一般，二便调。舌暗红，苔白腻，脉弦。

查体　左乳外上方可触及一肿块，质韧，可见多处溃口，创面少许暗淡肉芽，无明显渗液，溃口周围皮肤晦暗，肤温基本正常。右乳未触及明显肿块。

辅助检查 2018年1月18日本院彩超示双乳腺增生，左乳多发混合回声，考虑肉芽肿性小叶炎并少量脓肿。

西医诊断 1. 肉芽肿性小叶性乳腺炎（左乳）；2. 乳腺增生。

中医诊断 1. 乳痈；2. 乳癖。

中医证型 肝郁痰凝，湿热内蕴。

治法 行气散结，清热化痰。

中药处方 穿山甲10g（先煎，代），牡蛎30g（先煎），郁金15g，青皮15g，王不留行15g，桔梗10g，丝瓜络15g，漏芦30g，皂角刺30g，蒲公英15g，白术30g，枳壳15g。

共3剂，日1剂，水煎服，日2次。

外治法 隔日化腐清创换药，金黄散水蜜膏外敷。

2018年1月21日二诊。

刻下症 患者精神可，左乳肿块疼痛减轻，右乳胀痛，纳可，无口干，二便调，舌淡，苔白，脉细。

查体 左乳肿块较前变软，范围局限，溃口渗液减少，探查窦道通畅，窦道内可刮出少量脓腐组织，夹杂少量瘀血，疮口组织淡红。右乳未触及明显肿块。

中医证型 脾虚痰凝。

治法 健脾化痰散结。

中药处方 怀山药15g，茯苓15g，白术30g，砂仁10g（后下），陈皮10g，桔梗10g，党参10g，薏苡仁30g，白扁豆20g，莲子15g，生姜3片，红枣3个。

共7剂，每日1剂，水煎服，分2次服用。

另嘱通过基础体温监测排卵，排卵前服消癖5号口服液（含山慈菇、牡蛎、鳖甲、天花粉等养阴清热、软坚散结之品），排卵后服消癖1号口服液（含柴胡、郁金、青皮、莪术、延胡索、麦芽等疏肝活血、消滞散结之品）和消癖4号口服液（含丹参、赤芍、桃仁、三棱、益母草等活血化瘀、通络止痛之品），服至月经来潮停服。

外治法 左乳捻除脓腐，外敷土黄连湿纱；右乳以消癖酊（院内制剂）外敷并以红外线灯照射局部促进吸收。

2017年1月30日三诊。

刻下症 患者精神佳，左乳肿块疼痛较前明显减轻，渗液减少，右乳胀痛减轻，饮纳可，二便调，舌淡红，苔薄白，脉弦细。

查体 左乳肿块较前质软，范围缩小，部分溃口愈合，可见少量淡黄色渗液，无脓血。

中药处方 继服前方，共7剂，日1剂，水煎服，日2次。

继续按以上方案服用消癖口服液，中药方剂随症加减。1个月后复诊局部溃口痊愈，左乳肿块消失，续予中药周期疗法调理月余，经前服柴胡疏肝散加减，经后服用参苓白术散加减，消癖口服液服法同二诊嘱平时注意饮食及生活起居调摄，适当锻炼，定期复诊。1年后随访，肿块及增生未见复发。

按语

本案属肉芽肿性乳腺炎迁延期，脓肿、窦道多型并存，肿块僵硬，肉芽暗淡，属于疮疡中的阴证。然而患者同时伴有乳腺增生，为对症治疗带来难度。遵“急则治其标”的治疗原则，首诊以消痈溃坚汤为主方，诸药共奏散结化痰之效，同时不忘以白术顾护脾胃之气，配合化腐清创术，使肿块速消。迁延期攻逐之法不可久用，故服药3剂后即转方，方选参苓白术散加减以益气健脾化湿，同时针对乳腺增生症状，采用“经前治标、经后治本”的周期疗法，以消癖口服液内服配合消癖酊外敷治疗。消癖1号、4号口服液可活血通络、消肿散结，其中莪术、青皮、桃仁等不仅可对乳腺增生症状有效，也能促进肉芽肿性乳腺炎局部肿块的消散，体现了中医学异病同治的思想。

乳腺增生与肉芽肿性小叶性乳腺炎在现代医学领域中并无直接联系，但中医认为两者有共同的病因病机，即肝气郁结，脾胃失司，痰瘀互结于乳络。肉芽肿性小叶性乳腺炎在急性期以清热解毒、托里透脓为要，但在溃后或清创后，证型可迅速转变。此时当以顾护脾胃为要，正气充足则邪不内陷。而乳腺增生发生发展的重要病机即是脾虚不能运化水湿。因此益气健脾化痰可作为两者治法中的交集，这也体现了补土理论中“土者生万物而法天地”的特点。

（徐　飚）

案例五　清胃除水法治疗肉芽肿性乳腺炎伴结节性红斑案

幸某，女，38岁，2019年7月22日初诊。

主诉　左乳肿痛伴反复发热1月余，加重伴结节性红斑2周余。

现病史　患者1月余前受外力撞击后出现左乳红肿疼痛，伴发热，6月19日曾于外院使用左氧氟沙星2天，体温逐渐下降，疼痛减轻，随后肿块较前迅速增大，局部有跳痛感，出现双下肢红斑，反复发热，以低热为主。2019年7月20日行乳腺脓肿清创术，术后乳房局部肿痛较前明显减轻，下肢结节性红斑疼痛未见缓解。

刻下症　神清，精神可，左乳肿块轻微疼痛，双下肢肿胀、红斑、疼痛，手指及肘部关节疼痛，以双踝关节为甚，无法站立，午后发热头痛，体温37.5℃，汗多，动则汗出，汗后不凉，口干口苦，多饮，欲饮凉，胃纳一般，昨日食水果后腹泻，大便每日4～5行，水样便，小便调，睡眠易醒。脉浮弦数，舌紫红质厚，苔白厚如积粉，舌中裂痕，舌尖红点。

查体　左乳外下方可及一肿块，疮口可见少许淡黄色分泌物流出，疮面少许淡红色肉芽，肤温正常。下肢硬肿，红斑灼热、紫红、触痛，下睑淡白边暗红，面色萎黄，腹微满，手凉手潮。

西医诊断 肉芽肿性小叶性乳腺炎（左乳）。

中医诊断 乳痈。

中医证型 热毒炽盛，水停肌腠。

治法 清热解毒，散结除水。

中药处方 麻黄 18g（先煎，去上沫），葛根 30g，石膏 48g，生姜 36g，茵陈 12g。

共 7 剂，每日一剂，水煎后分三次服用，饭后服。

外治法 乳房局部常规换药，以土黄连湿纱外敷；下肢结节性红斑处以金黄水蜜膏外敷。

2019 年 7 月 30 日二诊。

刻下症 双下肢肿胀稍减，红斑已无灼热触痛，色紫暗，外敷金黄水蜜膏后下肢起红色皮疹，自觉下肢皮肤温度稍高，关节疼痛较前减轻，仍有右手手指及踝关节疼痛，已可站立、缓行，午后体温波动在 37.5~37.8℃，稍怕风，稍怕热，动则汗出，仍有头痛，伴轻微头晕，口干口苦，多饮，饮温，胃纳一般，大便日 2 行，第一次排便稍难，第二次排便顺畅，小便调。右脉弦滑数，左脉弦。

查体 左乳肿块同前，下肢红斑较前软，色淡暗红，无灼热感，触痛减轻，双下肢无按肿。下睑淡白，额热，手温，腹软。

中医证型 余热未清。

治法 清降阳明。

中药处方 栀子 12g，炒甘草 12g，淡豆豉 48g，麻黄 6g（先煎，去上沫），大黄 18g（先煎），黄芩 12g。

共 6 剂，日 1 剂，水煎后分 3 次饭后服。外治法同前。

随访 服药后患者双下肢肿胀疼痛已消失，遗留褐色红斑印记，踝关节疼痛明显减轻，可行走，上肢关节已无疼痛，午后未见发热，左乳肿块已无明显疼痛，左乳偶有针刺感，胃纳改善，二便调。嘱出院后续服中药，门诊随诊及换药。出院 1 个月后复诊，乳房局部肿块较前缩小，局部无明显红肿，偶有隐痛，溃口较前收敛，可见少量清稀分泌物，双下肢无红斑、疼痛，余无特殊不适，门诊继续治疗。

按语

下肢结节性红斑属肉芽肿性乳腺炎并发症。国外文献报道认为本病的下肢结节性红斑由机体免疫反应引起，从侧面佐证肉芽肿性小叶性乳腺炎的发病机制与免疫系统相关[1]。本病尚无明确有效的治疗方法，属于临床疑难情况。本案为广东省中医院学术指导老师许家栋在带教查房时的案例，体现了阳明病湿胜的治法。

首诊时患者为清创术后，虽脓腐已去，但阳明热势不减，故见渴饮、身热汗出、红斑灼热刺痛。同时患者因风气未去，故见反复发热；加之饮食不慎，水湿内生，湿与热结，蕴于中焦则见便溏纳差，蕴于肌腠则见肢肿红斑；风湿相搏，故见肢节痹痛。患者动则汗出、多汗的症状是“热中”而卫气不固的表现，正如李杲在《脾胃论》中引《黄帝内经》所言：“气虚则外寒，虽见热中，蒸蒸为汗，终传大寒，始知为热中，表虚之阳。”午后反复发热也是典型的阳明湿热熏蒸之表现。辨证属热毒炽盛，水停肌腠，治当清热解毒，散结除水。

风湿相搏，法当汗出而解，然而因为湿气盛，过汗则津液亡失，腠理洞开而寒邪袭入，如李杲在《脾胃论》中所言：“汗多则亡阳，阳去则阴胜也，甚为寒中。”因此李杲用调卫汤治“湿胜自汗”，用麻黄根代替麻黄，并以黄芪加强卫气固摄，牵制麻黄发散。然而此案患者以红斑灼热疼痛为主症，是以卫气有余而凝滞于局部为主，以卫气不能固摄为次，用黄芪则不利于凝滞之卫气宣散。故以麻黄配石膏，以石膏牵制麻黄发越之性，不去发大汗，反而解邪热而除结，正如《伤寒论》63 条：“发汗后，不可更行桂枝汤。汗出而喘，无大热者，可与麻黄杏仁甘草石膏汤主之。”因此选方外台麻黄泄黄汤（出自《外台秘要》），方中石膏清热除结，茵陈清解湿热，六两生姜为仲景养血除痹常用剂量（如黄芪桂枝五物汤），亦可顾护胃气，避免石膏、茵陈等寒药伤中；生姜配麻黄、石膏解表，生姜配葛根补津，生姜配茵陈治里饮下利，因此服药后患者表里双解，诸症得以减轻。

二诊时患者表之风湿蕴结得解，阳明热盛的病机就突显出来，表现为反复低热而稍有恶热、大便稍难、胃纳一般、口干多饮。此时不可见纳差而施甘滋补益之品，当知此为阳明不降，中焦运化未复，三焦余热未清。故二诊处方用大量豆豉，重在温运中焦，又不碍热邪解散；同时用栀子、大黄、黄芩清降阳明而除湿，小剂量麻黄助药力达表以除结。患者药后未再发热，胃纳改善，是三焦得清、胃气因和的表现。此方与李杲在《脾胃论》中的三黄丸（组成：黄连、黄芩、大黄）有异曲同工之处。三黄丸“治丈夫妇人三焦积热……五脏俱热，即生痈疖疮痍”。肉芽肿性乳腺炎患者既往多有便秘病史，起病多见饮食不节而致胃热壅盛（如大量进食海鲜或辛辣之品），虽清创手术可祛除脓腐，但若三焦蕴热之证未除，可见清创术后反复低热、皮疹、红斑等症。此案从清降阳明入手，以清胃除水立法，恢复胃之润降和中焦运化功能，故取佳效。

（刘　畅）

参考文献

[1] Adams D H，Hubscher S G，Scott D G. Granulomatous mastitis—a rare cause of erythema nodosum[J]. Postgraduate Medical Journal，1987，63（741）：581-582.

第五章 补土理论治疗乳汁相关性疾病案例

第一节 产后乳汁不足的治疗

产后缺乳的病因繁多，其中最常见的有产后失血，或素体脾虚，脾失健运，或先天禀赋不足等，均可致乳汁生化乏源，则无乳可下；或产后忧思过度，肝失条达，或产后恣食膏粱厚味、辛辣刺激，损伤脾胃，痰湿内阻，或产后瘀血阻滞，或产后外邪侵袭留滞等，均可致乳络壅滞不通，则乳不得下。治疗上以“虚者补而行之，实者疏而通之”为总的治疗原则。对于脾胃虚弱、化生乏源的患者，多以健脾益气养血为法，使乳汁化生有源；对于肝郁气滞而乳络不通的患者，多从疏肝理气立法；对于脾虚痰浊内生者，以健脾化湿为法；若瘀血阻滞，则于益气活血中佐以祛瘀之品。

案例一 消导和胃法治疗产后乳汁不足案[1]

肖某，女，26岁，1999年4月20日初诊。

主诉 产后乳汁量少数日。

现病史 足月顺产一子，产后三日乳汁自下，因饮食失节，恣食油腻厚味之品，致脘腹痞满。嗳气吞酸，食量减少，乳汁渐少，不足婴儿食用，舌苔白厚，脉滑有力。

西医诊断 产后缺乳。

中医诊断 乳汁不行。

中医证型 脾胃虚弱。

治法 消导和胃，通络行乳。

中药处方 炒枳壳10g，炒谷芽10g，神曲10g，炒山楂10g，当归10g，路路通10g，桔梗10g，通草10g，白芷10g，炮山甲10g（代），炒王不留行10g，黄芪15g。

共7剂，日一剂，水煎分服。

1999年4月27日二诊。

诸症消除，乳汁充足而愈。

按语

乳汁为精血所化，产后缺乳多因产后气血亏虚，乳汁化源不足，或因肾精亏虚，无精化血，冲任气血衰少，无以化乳所致。此外，近年来临床常出现产妇并无气血亏虚、精不化血、乳汁化源不足之表现，但仍出现乳汁甚少，不足以哺喂婴儿的现象。若沿用补益气血、通经下乳之法，其治疗效果不佳，细究其原因，与孕期、产后膳食不科学、恣食滋腻厚味太过，或饮食自倍，损伤脾胃有关。加之不注意活动锻炼，致脾胃失和，痰湿内生，阻遏气机，乳管不畅，因而乳汁排泄受阻，乳汁甚少。治宜和脾胃、化痰湿、利气机、通经下乳。本例产妇饮食失节，恣食油腻厚味之品，属食滞中焦，脾胃运化失常，乳汁化源不足所致。

产后“缺乳”一症，以气血两虚或肝郁气滞而致者多见，然产妇分娩后阴血和津液多虚，《金匮要略·妇人产后病脉证治》谓产后妇女有“多汗出”“亡血复汗”“亡津液胃燥”之特点，此皆因阴血与津液耗损，津血同源，津血既亏，则乳汁亦难以生成；由于“津液由水谷之物所化，化失其正则脏腑病，津液败而血气即成痰饮”。同时产后气血大虚，脾胃运化功能亦弱，若贪食油腻厚味之品，易导致运化失调，停滞中焦，积食生湿，壅滞经络，气机不畅，亦能影响乳汁生长而出现缺乳。此宜消导、通络，用药宜温宜行，以温振阳气运化精微，促进化乳、行乳。方中枳壳、谷芽、神曲、山楂、陈皮消食化滞行气为主，助胃腐熟消化水谷，辅以黄芪、当归补气生血，以炮山甲（代）、王不留行、路路通、通草通络下乳，佐以桔梗、白芷辛香之品理气通络。诸药配合、相辅相成，乳汁自下而愈（摘引自胥京生《胥受天女科临证录要》）。

（张　旭）

案例二　疏肝解郁法治疗产后乳汁不足案[1]

刘某，28岁，2007年12月16日初诊。

主诉　产后乳汁量少数日。

现病史　患者足月剖腹产一女婴。产后多次与婆婆争吵，情志抑郁不乐。刻下症见双乳胀痛，触之有硬块，乳汁量少，食欲减退，胸胁胀闷，眠差多梦，烦躁易怒，恶露中等。舌尖红苔薄黄，脉弦紧。

西医诊断　产后缺乳。

中医诊断　乳汁不行。

中医证型　肝郁气滞。

治法　疏肝解郁健脾，通络行乳。

中药处方　丹栀逍遥散加味。

白术10g，茯苓10g，当归10g，白芍10g，柴胡6g，香附10g，青皮10g，牡丹皮10g，栀子10g，淡竹叶10g，通草6g，路路通15g，薄荷10g（后下），炙甘草 8g，红枣 10 颗，生姜 5 片（后下）。

指导患者配合按摩乳根、太冲、三阴交等穴位。并配合心理治疗，保持心情舒畅。

2007 年 12 月 21 日二诊。

刻下症　服上药 5 剂后，情绪较稳定，睡眠改善。双乳胀痛感减轻。乳汁量稍多，舌尖红，苔薄白，脉弦。

中药处方　白术 10g，茯苓 10g，当归 10g，白芍 10g，柴胡 6g，香附 10g，青皮 10g，牡丹皮 10g，栀子 10g，淡竹叶 10g，通草 6g，路路通 15g，薄荷 10g（后下），炙甘草 8g，红枣 10 颗，生姜 5 片（后下），熟地 10g，羊乳 10g。

2007 年 12 月 26 日三诊。

刻下症　双乳胀痛及胸胁胀闷已无，眠可，纳佳，舌淡红，苔薄白，脉弦。

中药处方　继服前方 5 剂。

按语

肝主疏泄，疏通、调畅气机，促进精血津液运行输布、脾胃之气升降、情志舒畅等；本案患者因争吵后，情志抑郁，导致肝失疏泄，郁怒伤肝，故而两乳胀痛，眠差多梦，烦躁易怒，脉弦；脾气以升为健全，胃气以和为降，脾胃的运化功能与肝脏的疏泄功能有密切关系，肝气舒畅，气机条达，有助于脾胃之气的升降，从而促进脾胃的运化功能，肝失疏泄，影响脾胃中土，导致脾失健运、胃气不降，故见食谷不化，胸胁胀闷，食欲减退。

胥老善用逍遥散治疗妇产科疾病，此方出于宋代《太平惠民和剂局方》，方中柴胡疏肝解郁，使肝气条达；当归甘辛苦温，养血和血；白芍酸苦微寒，养血敛阴，柔肝缓急；归芍与柴胡同用，补肝体而助肝用，血和则肝和，血充则肝柔。木郁则土衰，肝病传脾，以白术、茯苓、炙甘草健脾益气；一方面实土以御木侮，另一方面，使营血生化有源。牡丹皮、栀子清肝火；淡竹叶清热除烦；通草、路路通通络下乳。而根据现代研究穿山甲（代）、王不留行为通络下乳之要药。穿山甲（代）可在机体缺乳状况下调节催乳素，促进乳汁分泌，进而纠正产后乳汁分泌不足[2]。故古人云“穿山甲，妇人服之乳常流”。但基于保护野生动物立场，目前临床多以通草、王不留行、路路通代替。本方有疏肝养血的功效，亦是妇科调经的常用方。治疗时需交代患者调整心情，效果更佳（摘引自胥京生《胥受天女科临证录要》）。

（张　旭）

案例三　健脾祛湿法治疗产后乳汁分泌不足案

张某，女，25 岁，2013 年 6 月 14 日初诊。

主诉　产后乳汁量少数日。

现病史　产后7天，乳少，双乳柔软无胀感，纳呆，胸脘痞满，大便略稀，舌淡红，苔白厚，脉滑细。

西医诊断　产后缺乳。

中医诊断　乳汁不行。

中医证型　脾虚湿阻。

治法　健脾养胃，祛湿通乳。

中药处方　香砂六君子汤加减。

广木香10g（后下），砂仁5g（后下），陈皮10g，半夏10g，白术15g，茯苓15g，王不留行15g，漏芦20g，党参20g，黄芪30g，通草15g，薏苡仁30g。共4剂，每日一剂，水煎服。

2013年6月18日二诊。

刻下症　食欲明显改善，乳汁增多，能够满足婴儿需要。

继服前方6剂。痊愈。

按语

历来对产后乳少一症，均责之于气血两虚，阳明胃气不足，或由肝经郁火，怒火上冲所致。而当今产妇产后嗜食多种滋养之品，损伤脾胃，导致脾胃运化失职，痰浊中阻，阻碍气机，使气血不能上行化为乳汁。正如薛立斋云："血者，水谷之精气也，和调五脏，洒陈六腑，在男子则化为精，在妇人上为乳汁，下为血海。"故产后乳汁的多少，与气血是否健旺密切相关，而气血充足有赖于脾胃运化正常。故以燥湿健脾之法治疗产后缺乳可在临床诊疗中取得良好效果。

（张　旭）

案例四　益气补血法治疗产后乳汁分泌不足案

王某，女，28岁。2009年10月8日初诊。

现病史　患者产后一周余，乳汁量少几近于无，色泽清稀，乳房无胀满，面色苍白，时有头晕心悸，汗出恶风，肢体乏力。舌质淡，苔薄白，脉细弱。

西医诊断　产后缺乳。

中医诊断　乳汁不行。

中医证型　气血两虚。

治法　益气养血。

中药处方　当归补血汤加葱白方。

当归10g，黄芪30g，葱白十枚，另加猪蹄一只。

共7剂，每日一剂，水煎服。并嘱患者不拘时勤于哺喂。

2009年10月15日二诊。

刻下症　5剂后，乳汁较前明显增多，服至一周，除夜间需加哺喂奶粉1次，基本可满足宝宝乳汁需求。头晕心悸诸症较前有改善，仍诉汗出较多，夜眠欠安。

中药处方　归脾汤加减。

人参 10g（另煎），黄芪 30g，白术 15g，茯神 10g，酸枣仁 15g，远志 10g，当归 10g，广木香 10g（后下），炙甘草 5g，生姜 10g，大枣 15g，龙眼肉 10g。

共 5 剂，每日一剂，水煎服。

月余后随访，患者诸症已愈，乳汁量正常，可纯母乳喂养。

按语

乳者，气血之所成也。气血相互资生、相互依存、相互为用。气对血有推动、温煦、化生、统摄作用；血对于气，有濡养、运载的作用。故气血充盛之妇，极少无乳。而凡见无乳者，多为气虚怯弱之妇也。本例患者因产时大出血，气随血脱，故见产后气血虚弱之证。面色苍白，头晕心悸，肢体乏力，脉细弱，均为气血两虚的表现。因此治以益气养血法，选方当归补血汤加葱白方。方中用当归、黄芪大补其气血，此养乳汁之源也。葱白辛温，直走阳明，阳明经循行乳房，故用之为使，此通乳汁之渠也。猪蹄甘咸平，入胃经，可补气血、润肌肤、通乳汁、托毒疮，合治产妇气血不足，乳汁不下。

二诊又以归脾汤加减，归脾汤主治心脾气血两虚之心神不宁证。用四君子加黄芪益气健脾，枣仁、龙眼肉、远志、当归养心血安心神，木香理气醒脾，善调三焦之气。合方则使气盛血旺，气血充沛，统摄有权，故服后汗出多、夜眠欠安诸症改善，同时补益气血，气旺血旺则乳汁自旺。

（张　旭）

第二节　乳汁自出的治疗

产后乳汁自出病位在脾，多因脾虚失于固摄，机体对乳汁的分泌调节异常所致。《女科经纶》指出，“产后乳汁自出，胃气虚也，宜补药以止之”。因此本病治疗以益气健脾为要。脾虚日久可及肾，故本病治疗时还需根据患者证型，补益肾气。

案例一　补益脾肾法治疗产后乳汁自出案[3]

陈某，女，26 岁，1983 年 6 月 24 日初诊。

现病史　患者于 6 月 16 日顺产一男婴，产后第三天乳汁即自行点滴外流，曾服中药 4 剂而效果不佳。

刻下症　乳房中等大小，柔软，乳汁清稀，外滴淋漓，婴儿吮吸时又不足，片刻后点滴自出。伴食欲不振，小便夜间频多，腰痛坐卧不宁，手足不温，舌质淡红，苔薄白，脉两尺沉细弱。

西医诊断　乳汁自出。

中医诊断　乳泣。

中医证型　脾肾两虚。

治法　补益脾肾。

中药处方　十全大补汤加减。

党参20g，黄芪30g，当归10g，白芍10g，白术15g，茯苓15g，炙甘草5g，肉桂5g，川芎10g，熟地25g，山萸肉10g，山药15g，益智仁10g，破故纸10g，杜仲10g，续断10g。

共3剂，水煎服，日1剂。

1983年6月27日二诊。

刻下症　服药后乳汁自流减少，食欲增加，腰痛减轻。

继服前方7剂，诸症大减。

按语

《景岳全书》曰："产后乳自出，乃阳明胃气之不固，当分有火无火而治之。无火而泄不止，由气虚也，宜八珍汤、十全大补汤。若阳明血热而溢者，宜保阴煎，或四君子汤加栀子。若肝经怒火上冲，乳胀而溢者，宜加减一阴煎。若乳多胀痛而溢者，宜温帛熨而散之。若未产而乳自出者，以胎元薄弱，滋溉不全而然，谓之乳泣，生子多不育。"本案患者曾有反复流产史，本次妊娠时亦有长期保胎史。结合产后所见诸症，证属脾肾两虚。肾者，主蛰，封藏之本，经之处也。肾藏精，肾具有贮存、封藏的生理功能。肾虚则失其固藏，脾虚则失其统摄，故见产后乳汁自出。肾阳亏虚，火不生土，则脾虚纳差；命门火衰，肾阳虚弱，则腰痛肢冷；膀胱失约，可见小便夜多；脉沉细弱为脾肾两虚之象。

故大虚则大补，方选十全大补汤加减，方中四君加芪以补气，四物增桂以补血，并重用补肾之药，熟地入肾经，味甘纯阴，滋阴补肾，填精益髓；山萸肉酸温，入肝经，滋补肝肾，秘摄精气；杜仲、续断甘温，入肝肾经，补肝肾，强腰膝；益智仁、破故纸辛温，入脾肾经，温肾健脾。全方共奏健脾补肾、益气补血之功。本例患者以乳汁自出就诊，而表现为腰痛肢冷、夜多小便、两尺沉弱等肾气虚衰的脉证，故方中以益气补血之药增强统摄之功外加以大组补肾的药物，直中病机，故收效甚速（摘引自雷兴云《乳汁自出从肾论治一得》）。

（张　旭）

案例二　活血化瘀法治闭经溢乳案[4]

樊某，女，39岁，1993年4月5日初诊。

主诉　泌乳2年，闭经3个月。

现病史　患者自1991年发现双乳头有触发泌乳，本院内分泌科化验血清催乳素增高，头颅CT及MRI检查示垂体微腺瘤，诊断为高催乳素血症。给予溴隐亭治疗，泌乳减少，但因药价较贵而不能长期服用而停药。平素月经量少，近3个月闭经，求治于中医。

刻下症　双侧乳头溢液较多。面色晦暗，头痛头晕，口干思冷饮，心烦易急，腰酸乏力，下肢轻度水肿，白带极少。舌暗红，苔白，脉细滑。

西医诊断　乳汁自出。

中医诊断　乳泣。

中医证型　气滞血瘀，兼肝肾不足。

治法　行气活血，补益肝肾。

中药处方　血府逐瘀汤加减。

当归10g，川芎10g，赤、白芍各10g，生地10g，桃仁10g，红花10g，柴胡10g，桔梗10g，枳壳10g，益母草30g，生山楂15g，王不留行10g，生牡蛎30g（先煎），甘草6g。

共14剂，每日一剂，水煎服。

1993年4月19日二诊。

刻下症　药后泌乳减少，月经未至，仍心烦易急，腰酸膝软，白带量少，舌脉同前。

守方去生牡蛎加川断15g，女贞子10g，刘寄奴10g，14剂。并嘱服汤药后早服八珍益母丸1丸，晚服八宝坤顺丸1丸。

1993年6月14日三诊。

刻下症　药后4月22日及5月29日两次月经来潮，经量中等，4～5天干净，仍有少量触发泌乳，下肢肿胀。舌暗红，脉细弦。

嘱再服原方14剂后配丸药巩固。

丸药处方　当归30g，川芎30g，赤芍60g，生、熟地各30g，桃仁30g，红花30g，柴胡30g，桔梗30g，枳壳30g，益母草100g，茺蔚子60g，苍、白术各30g，生薏仁90g，白蒺藜30g，橘核60g，荔枝核60g，甘草20g。

共研细末，炼蜜为丸，每丸重10g，每饭后服1丸。

1年后随诊，月经正常来潮，泌乳基本控制。

按语

高催乳素血症出现泌乳症状时，可见于中医“乳泣”病。《妇人大全良方》云：“有未产前乳汁自出者，谓之乳泣，生子多不育。”妇女以血为本，乳汁为气血所化生，乳头属足厥阴肝经，肝气的疏泄和肝血的畅旺直接影响乳汁的通调。祝谌予治疗乳汁自溢一般分虚实论治：凡气虚不能固摄，乳汁自溢者，用补中益气汤、圣愈汤之类补益气血敛乳；若肝经气血郁滞化热，迫乳外溢者，则用四逆散、血府逐瘀汤等调理气血以通乳。本案患者因伴有闭经、面色晦暗、头痛头晕、口干思冷饮、心烦易急等血瘀气滞、郁热内炽症状，故以血府逐瘀汤为主活血行气通经，配八珍益母丸、八宝坤顺丸补肝肾气血，所谓“通其月经则乳汁不行”，属标本同治之法（摘引自董振华《全国名老中医医案医话医论精选》）。

（张　旭）

参 考 文 献

[1] 胥京生. 胥受天女科临证录要[M]. 北京：人民卫生出版社，2010.
[2] 侯士良，赵晶，董秀华，等. 比较猪蹄甲、穿山甲泌乳作用实验研究[J]. 中国中药杂志，2000（1）：46-48.
[3] 雷兴云. 乳汁自出从肾论治一得[J]. 陕西中医，1984（5）：25-26.
[4] 董振华，季元，范爱平. 全国名老中医医案医话医论精选[M]. 北京：学苑出版社，2007.

第六章 补土理论治疗乳腺增生症案例

乳腺增生症的病机与肝气郁结、痰凝血瘀、冲任失调密切相关。肝气郁结、痰凝血瘀为发病之标，冲任失调为发病之本。病位在肝、脾、胃、肾。肝主疏泄、调畅气机，肝失疏泄则发为肝气郁结之证；脾胃主升清降浊，脾胃失运则水液输布失调，聚湿生痰而为患；冲任源于先天之精，肾虚先天不足，则发为冲任失调之证。然而脾不升清、胃不降浊，也会影响肝之气机调畅；脾胃亏虚日久、气血乏源不能滋养先天，也会表现为冲任失调之证。因此脾胃在乳腺增生症的发生、发展中起着十分重要的作用，所谓“治脾胃即可安五脏，善治病者，惟在调和脾胃”。临床上不乏证型不典型的患者，或仅在发病及传变中出现脾胃功能失调之证者，均可从脾胃论治而取效。补土理论在乳腺增生症的治疗中，可以应用在疏肝健脾、利湿化痰、益气和胃等方面。

案例一 疏肝健脾、培土达木法治疗乳腺增生案

秦某，女，28岁，2016年9月26日初诊。

主诉 双乳胀痛3个月。

现病史 3个月前出现经前乳腺疼痛，自觉双乳胀满体积变大，经后则乳房疼痛缓解、体积变小。近1个月乳腺疼痛明显加重，遂至我科就诊。

刻下症 双乳胀痛，伴胸闷胁痛，心烦急躁，口干，纳呆，嗳气吞酸，大便干结，眠可。舌红，舌下脉络青紫粗张，苔薄黄，脉弦。

西医诊断 乳腺增生症。

中医诊断 乳癖。

中医证型 肝郁脾虚。

治法 疏肝健脾，培土达木。

中药处方 柴胡疏肝散加减。

柴胡15g，白芍15g，香附15g，川楝子15g，陈皮15g，川芎10g，枳实15g，白术30g，牡丹皮15g，山栀子15g，甘草10g。

共7剂，每日一剂，水煎二次，日服二次。

外治法 四子散热敷30分钟后，再以消癖酊外敷30分钟，日1次。

2016年10月12日二诊。

刻下症 自诉服药后，双乳胀痛明显减轻，胸闷胁痛减轻，大便每日一次，纳眠可。舌淡红，苔薄白，脉弦。

处方 继服原方 1 个月，配合外敷治疗以巩固疗效。

3 个月后复诊，患者双乳无疼痛及肿块，二便正常。以后每半年复查 1 次双乳彩超，至今 5 年余双乳腺增生未见进展。

按语

女子以肝为先天，肝失疏泄则气血运行不畅，故见乳房胀痛，胁肋疼痛。肝郁化火、内扰神明，则见烦躁易怒、舌红苔薄黄之象。气机郁滞，不能宣达，通降失常，传导失职，糟粕内停，不得下行，故而大便秘结。肝气郁滞，横克脾土，脾失健运，故见纳呆嗳气、大便秘结。治宜疏肝健脾、培土达木，方用柴胡疏肝散。

柴胡疏肝散出自明代张景岳所著《景岳全书》，由七味药组成：陈皮（醋炒）、柴胡各二两，川芎、香附、枳壳（麸炒）、芍药各一钱半，炙甘草五分，主治肝郁气滞证。该方在四逆散基础上立意。方中柴胡味苦性平，“禀少阳之气，动于子而发于寅，故得从坚凝闭密之地，正中直达，万化为之一新”；入于肝，能条达肝木，升提肝气，畅达脾土通路，推陈致新；甘草味甘平，“外赤中黄，包兼坤离”，“含章土德，为五味之长，故治居中之府藏”，入于脾土，“能缓其中气不足”；枳实苦寒，具有“疏通决泄破结实之义”，枳实入于脾胃，泻滞消积、破气，味酸又能入肝“肝木郁于地下，则不能条达而胁痛，得其破散冲走之力”；芍药“敛肝之液，收肝之气”，此四药配伍功用全在肝脾气血阴阳上求之。在气，枳实破滞降气，柴胡疏散升气，芍药收摄失位之气，甘草和其不调之气；在血，柴胡扬气行血，枳实破瘀滞，芍药通营和血，甘草缓中补虚调养新血；在表里，柴胡舒启外达，枳实消泻内降，芍药疏通经络，甘草和调脏腑；在阴阳，柴胡、甘草行阳，枳实、芍药走阴。阳主升，阴主降，升降相宜，气机无碍，流通百骸，四药相合，可疏升肝木，理通脾滞，和解枢机，条畅道路，宣布阳气。

而乳腺增生症患者常见乳房疼痛，胁肋部窜痛、月经失调等病症，故于四逆散中加入陈皮、香附、川芎而成柴胡疏肝散，更加强疏肝行气活血之力，《景岳全书》云：“若外邪未解而兼气逆胁痛者，宜柴胡疏肝散主之。柴胡疏肝散，治胁肋疼痛，寒热往来。”另结合患者临床症状，酌加白术而成枳术丸以实脾健脾理气通便，丹皮、栀子、川楝子清解郁热。诸药合用，肝气得疏，气机调达，大便得通，浊气随糟粕而下，则乳痛自解。

（任黎萍 谢宛君）

案例二 健脾利湿、化痰散结法治疗乳腺增生案

王某，女，45 岁，2012 年 4 月 8 日初诊。

主诉 双乳疼痛 4 年。

现病史 双乳反复胀痛，经前明显，经前 10 天可触及双乳肿块，经后仍有双乳隐痛。脘腹胀满，嗳气，经前及发怒时为甚。末次月经为 2012 年 4 月 3 日。

刻下症 双乳隐痛，形疲消瘦、面色萎黄，纳差，大便稀烂，胸脘痞闷，四肢沉重无力，眠一般。舌质淡胖，边齿痕，舌苔白腻，脉细滑。

查体 双乳外上、左乳内下象限触及局限性腺体增厚，质韧，压痛。

辅助检查 乳腺彩超：1. 符合双乳囊性增生改变；2. 双乳多发增生结节（大小 1.5～2.3cm）。乳腺钼靶：双乳呈混合型Ⅳc（弥漫性纤维囊性增生）；双乳 BI-RADS（乳腺影像报告和数据系统）3 类。

西医诊断 乳腺增生症。

中医诊断 乳癖。

中医证型 脾虚湿困。

治法 健脾利湿，化痰散结。

中药处方 参苓白术散合平胃散加减。

党参 15g，白术 15g，茯苓 15g，山药 15g，炒白扁豆 20g，砂仁 10g（后下），薏苡仁 15g，桔梗 10g，厚朴 15g，法半夏 15g，陈皮 10g，苍术 10g，炙甘草 10g，生姜 5 片，红枣 5 个。

共 10 剂，每日一剂，水煎二次，日服二次。

2012 年 4 月 19 日二诊。

刻下症 双乳胀痛减轻，肢体沉重和脘腹胀满减轻，胃纳较前好转，眠可，大便溏，小便调。舌质淡胖，边见齿痕，舌苔白腻较前减轻，脉细缓。

中药处方 党参 15g，白术 15g，茯苓 15g，怀山药 15g，炒白扁豆 20g，砂仁 10g（后下），薏苡仁 30g，桔梗 10g，厚朴 15g，陈皮 10g，柴胡 10g，郁金 15g，青皮 15g。

共 14 剂，每日一剂，水煎二次，日服二次，服至月经来潮停药。

2012 年 5 月 6 日三诊。

刻下症 5 月 2 日月经来潮，双乳经前少许隐痛，无肢体沉重和脘腹胀满，纳眠可，二便调。舌质淡胖，边见齿痕，舌苔薄白，脉细。

查体 双乳外上、左乳内下象限增厚腺体明显变软，无压痛。

中药处方 继予参苓白术散 10 剂。

2012 年 7 月 5 日复诊，双乳月经前后均无疼痛，复查双乳彩超提示双乳增生结节稳定。

按语

本案患者以乳房疼痛和结块为主要临床表现，合并肢体沉重、脘腹胀满、嗳气、纳差等症状，其中乳房疼痛症状又以与月经周期相关为主要特点，属中医学“乳癖”范畴。乳房属足阳明胃经，与中焦脾胃关系密切，《素问·经脉别论》云：“饮入于胃，游溢精气，上输于脾。脾气散精，上归于肺，通调水道，下输膀胱……揆度以为常也。”中焦脾胃为后天之本，脾胃健运，气血生化有源，清气得升，则机体精充气足神旺；又脾主运化，在人体水液代谢环节中不可或缺，如脾失健运，水液失司，聚而生痰湿，结聚于胸前乳络。四诊合参，初诊时患者辨证当为脾胃虚弱、湿困中焦，中焦气机不利，脾胃升降失职则腹胀，胃气上逆则嗳气，水湿停聚、湿性趋下则肢体困重，舌淡胖、边有齿印、苔白腻、脉细缓，一派脾虚湿盛之象。治疗上当以益气健脾、燥湿和胃为法，方选参苓白术散合平胃散，酌情加减。

参苓白术散出自《太平惠民和剂局方》，由莲子肉、薏苡仁、缩砂仁、桔梗、白扁豆、白茯苓、人参、炙甘草、白术、山药组成。本方证是由脾虚湿盛所致。脾胃虚弱，纳运乏力，故饮食不化；水谷不化，清浊不分，故见大便稀烂或肠鸣泄泻；湿滞中焦，气机被阻，而见胸脘痞闷；脾失健运，则气血生化不足；肢体肌肤失于濡养，故四肢无力、形体消瘦、面色萎黄；舌淡，苔白腻，脉虚缓皆为脾虚湿盛之象。治宜补益脾胃，兼以渗湿止泻。方中人参、白术、茯苓益气健脾渗湿为君；配伍山药、莲子肉助君药以健脾益气，兼能止泻；并用白扁豆、薏苡仁助白术、茯苓以健脾渗湿，均为臣药；砂仁醒脾和胃，行气化滞，是为佐药；桔梗宣肺利气，通调水道，又能载药上行，培土生金；炒甘草健脾和中，调和诸药，共为佐使；加苍术、厚朴、陈皮增强健脾除湿之功。二诊患者中焦湿盛程度减轻，白腻苔渐褪，加之患者正值经前期，因此去原方中苍术、法半夏，加柴胡、郁金、青皮疏理肝气。三诊时患者诸不适症状消失，白腻苔已褪，仍有胖大舌伴齿印，因此续予参苓白术散益气健脾化湿。诸药合用，补虚调气，行滞除湿，调和脾胃，则诸症自除。

（任黎萍　谢宛君）

案例三　健脾和胃、化湿祛浊法治疗乳腺增生案

黄某，女，30岁，2008年8月19日初诊。

主诉　双乳疼痛6年。

现病史　患者平素性情抑郁，忧思多虑，月经前乳房胀痛，曾口服“乳核散结片”及外院中药数月，症状未见明显缓解。

刻下症　精神疲倦，面色萎黄，自诉双乳疼痛，月经前症状明显，胀痛为主，触之则加重。伴头部昏重，胸闷，腹胀，纳呆，口淡乏味，失眠多梦，大便每日2～3次，质烂，排出不畅、排泄不干净，小便调。舌淡红，舌体胖大，苔色白，质厚腻，脉滑。

查体　双乳形状、大小对称，无指向性改变，未扪及肿块，轻压痛，双乳头无溢液。

辅助检查　乳腺彩超提示双乳腺符合增生声像图改变。

西医诊断　乳腺增生症。

中医诊断　乳癖。

中医证型　脾胃虚弱，湿浊中阻。

治法　健脾和胃，化湿祛浊。

中药处方　藿香正气散合三仁汤加减。

砂仁 10g（后下），白寇仁 10g（后下），薏苡仁 30g，杏仁 10g，茯苓 15g，白术 15g，法半夏 15g，藿香 15g，佩兰 15g，鸡内金 15g，川朴 15g，陈皮 15g。

共 7 剂，水煎分温服，每日一剂。

2008 年 8 月 26 日二诊。

刻下症　上方服用 2 剂后，头重、胸闷症状大为减轻，7 剂服毕，乳房胀痛、腹胀便溏较前缓解，现双乳时有隐痛，全身乏力，困倦嗜睡，胃纳差，二便调，舌淡红，舌体胖大，边有齿印，舌苔薄白，脉弦细。

辨证　脾胃虚弱。

治法　益气健脾生血。

中药处方　参苓白术散加减。

扁豆 20g，砂仁 10g（后下），薏苡仁 30g，桔梗 10g，党参 15g，茯苓 15g，白术 15g，陈皮 15g，莲子 15g，怀山药 15g，焦三仙 15g，生姜 3 片，大枣 3 个。

共 14 剂，水煎分温服，每日一剂。

2 周后复诊，临证加减，以疏肝理气、益气健脾为治则辨证用方，辅助生活起居指导、饮食调理及导引功促进康复，至 10 月初，诸症悉除。

按语

本例中患者以双乳房疼痛为主诉，与自身月经周期相关性明显，结合患者症状特点及辅助检查结果，可知本例属中医学“乳癖”范畴。中医学认为，女性乳房生理功能及病理变化与肝脏、脾脏、肾脏及冲任脉相关，尤与中焦脾胃关系密切。《素问·玉机真脏论》云：“五脏者皆禀气于胃，胃者五脏之本也。”如中焦脾胃虚弱，无力运化饮食水谷，气血生化乏源，五脏六腑失于水谷精气濡养，冲任两脉亏虚，且“邪之所凑，其气必虚”，六淫外邪乘虚侵袭人体，内外合病，“脾虚不运气不流行，气不流行则停滞而积”，气机壅塞，津液气血运行不畅，结聚于胸前，滋饮生痰，痰瘀互结化积则为肿物，发为乳癖。患者平素性情抑郁，忧思伤脾，致脾胃运化失司，水液运化失职，积聚为痰饮，痰阻经络而发病。因此在治疗上，健运脾胃为当务之急。若脾胃运化功能恢复正常，则气机升降平衡，水液运化有常，诸症皆愈，如《脾胃论》云：“治病者，必先顾脾胃勇怯，脾胃无损，诸可无虑。”初诊时患者一派脾虚湿盛之象，若此时针对乳癖用散结消肿药物，恐难收其效。须先去痰湿，故用藿香正气散合三仁汤加减以健脾和胃、化湿祛浊。上方 7 剂服毕，患者腻苔始化，余神疲乏力、纳呆等中焦脾胃亏虚之象，故转用参苓白术散加减补中益气健脾生血，待脾虚诸证减轻，方用疏肝通络之品以防耗气伤血。且脾胃为水谷之海，饮食水谷直接入胃，嘱患者调整日常膳食结构和饮食习惯、积极配合食疗对乳病的治疗有着重要意义，能起到事半功倍之效。

（任黎萍　谢宛君）

案例四　健脾补肾法治疗乳腺增生症并乳房纤维腺瘤案

石某，女，45岁，2019年3月30日初诊。

主诉　双乳经前胀痛，并乳房肿块十年余。

现病史　2009年开始发现乳房肿块，经期乳房疼痛明显，腰膝酸软，外院行双乳纤维瘤切除术。2015年11月26日复查乳腺彩超提示左乳增生，考虑纤维瘤形成，行左乳纤维瘤微创切除术。2019年1月复查乳腺彩超可见双乳乳腺增生，双乳多发纤维瘤（4～16mm，BI-RADS3类）。2019年3月复查乳腺彩超提示双乳多发性纤维腺瘤，最大22mm，较前增大，建议手术治疗，患者选择保守治疗。症见周期性乳房疼痛，腰膝酸软，月经量少，四肢较凉，口干，纳一般，食量较少，眠可，舌质淡，舌苔白腻，脉细。末次月经为3月16日，月经量少，色淡。

查体　双侧乳房外象限均有扁平块状肿块，边界清楚，肤色正常，与周围组织无粘连，肿块无明显压痛。

西医诊断　乳腺增生症。

中医诊断　乳癖。

中医证型　脾肾两虚。

治法　健脾补肾。

中药处方　女贞子15g，生山萸肉15g，肉苁蓉15g，制何首乌15g，巴戟天15g，当归10g，枸杞子15g，稻芽20g，麦芽20g，白术30g，知母15g，关黄柏15g，丹参15g，淫羊藿15g。

共10剂，每日一剂，水煎温服。

外治法　以桂枝10g、艾叶10g、当归10g、细辛5g研粉，沸水浸泡5分钟后兑入凉水至40～42℃沐足，每日睡前1次，每次20～30分钟。

2019年4月12日二诊。

刻下症　经期腰部酸痛、乳房疼痛减轻，胃口较前改善，大便质软稍溏，舌淡，舌薄白，脉弦细。

查体　左乳可触及肿块，边界清楚，肤色正常，肿块质韧，无明显压痛，右乳未触及明显肿块。

辅助检查　乳腺彩超提示为双侧乳腺增生声像，左乳多发纤维腺瘤，最大17mm，BI-RADS为3类。

中药处方　女贞子15g，生山萸肉15g，肉苁蓉15g，制何首乌15g，巴戟天15g，当归10g，枸杞子15g，稻芽20g，麦芽20g，白术30g，丹参15g，淫羊藿15g，山药30g，陈皮15g。

共10剂，水煎服，日一剂。

1个月后复诊，患者双乳经期乳房疼痛明显改善，腰酸缓解，月经量增多，后停药观察。3个月后随访复查B超，左乳肿块大小基本同前。

按语

乳腺增生症是一种乳腺组织的良性疾病，临床上特征为乳房肿块和疼痛，与月经周期及情志抑郁密切相关。《疡医大全》述："乳癖乃乳中结核，形如丸卵，或坠重作痛，或不病，皮色不变，其核随喜怒消长，多由思虑伤脾，忧怒伤肝，郁结即成。"因胞宫和乳房同受冲任调节，月经与乳房密切相关，故对乳癖的治疗可从调经论治[1]。

如薛立斋在《女科撮要》中说："夫经水，阴血也，属冲任二脉主，上为乳汁，下为月水。"冲任二脉下起胞宫，上达乳房，月经与乳房密切相关。肾、天癸、冲任三个要素构成性轴，同时作用于胞宫和乳房而产生各自的生理功能。肾为主导，肾气不足则天癸不充，冲任二脉不盛，乳房必受患而发病。又因乳房属足阳明胃经，脾胃主运化，在人体水液代谢环节中不可或缺；如脾失健运，水液失司，聚而生痰湿，结聚于胸前乳络。因此乳房疾病与中焦脾胃关系密切，脾胃健运，则气血生化有源，先后天相得益彰，阴阳和谐，乳络通畅。

本例患者乳腺肿块、疼痛及其他不适症状与月经周期变化有着密切的关系，冲任血海具有先充盈而后疏泄的特点，冲任的生理变化直接影响乳房与子宫的变化。女性月经周期为阴阳消长的转化过程，乳房在月经周期中的生理变化为经前充盈，经后疏泄，遵循此原则，在治疗本病中，应从调经论治，按月经周期辨证治疗乳腺增生症。案例中患者月经来潮后，血海空虚，阴血不充，此时为阴血的恢复和滋长期，随着经血外泄，肝气得疏，使乳腺小叶由增殖转为复旧。此期予以补肾、健脾、调冲任药物，旨在调节经后性轴平衡状态。方药以六味地黄汤为主方，滋补肝肾，加女贞子、菟丝子、枸杞子滋阴补血益肝肾，阳虚者加肉苁蓉、制首乌等温阳补肾药。善补阳者，必于阴中求阳，故方中佐以当归、枸杞子养阴补血。案例中患者多发乳房肿块，多因脾失健运，水液失司，聚而生痰湿，结聚于胸中所致。且调补肾脏药物多为滋腻之品，故组方配伍时需重视健运脾胃，方中以山药益气健脾，山楂、麦芽取其健脾活血之功。诸药合用，治疗可以温补脾肾、调摄冲任，使气血流畅，经络得通。同时辅用中药沐足以温经通络，活血散瘀，故诸症经治后改善。

（赖凤飞）

案例五　健脾化痰法治疗乳腺囊肿案

赵某，女，39岁，2016年9月12日初诊。

主诉　左侧乳房肿物伴疼痛3天。

现病史　发现左乳内下方肿物伴疼痛3天，无局部皮色改变，无发热。平素双乳时有胀痛，经期加重，外院就诊曾用疏肝理气、活血化瘀中药治疗，间断服用逍遥丸、乳癖消等中成药，乳房胀痛稍有改善，但反复发作。近期连续服用火锅及香燥食品后，觉乳房胀痛加重，并可于左乳内下触及一肿物，伴压痛。平素月经尚规律，形体肥胖，现精神困顿，纳欠佳，大便干结，舌红苔白腻，舌下络脉稍青紫，脉弦滑。

辅助检查　乳腺彩超提示双侧乳腺增生症，左乳低无回声区，考虑囊肿伴感染。

西医诊断　乳腺囊肿，乳腺增生症。

中医诊断　乳癖。

中医证型　脾虚痰瘀互结。

治法　健脾化痰，祛瘀散结。

中药处方　瓜蒌皮 15g，陈皮 15g，半夏 15g，白芥子 10g，僵蚕 10g，茯苓 30g，薏苡仁 30g，延胡索 15g，郁金 15g，皂角刺 15g，夏枯草 10g，甘草 5g。

共 7 剂，水煎服，每日一剂。并予中药止痛消肿膏外敷。

2016 年 9 月 21 日二诊。

刻下症　精神好转，疲惫感减轻，双乳乳房胀痛减轻，左乳内下肿块较前明显减小，仍有少许压痛，大便质稀，舌红苔白腻，脉滑有力。

中药处方　瓜蒌皮 15g，陈皮 15g，半夏 15g，白芥子 10g，僵蚕 10g，茯苓 30g，薏苡仁 30g，延胡索 10g，郁金 15g，甘草 5g，荔枝核 15g，橘核 10g，浙贝母 15g，生姜 9g，大枣 15g。

共 10 剂，水煎服，每日一剂。

半月后复诊，双乳无明显胀痛，左乳内下肿块消，嘱其守方再服 5 剂。随访诸症悉平。

按语

本案患者乳房胀痛肿块，盖因平素饮食失摄，饮食偏嗜而致脾胃失其健运，痰浊内生，痰瘀凝滞，经络阻塞，结滞胸中而成乳癖。乳房肿块乃有形之邪，实为痰湿夹瘀壅滞乳络；精神疲倦，舌下脉络青紫，舌苔腻，脉弦滑为脾虚痰瘀互结之证。治宜健脾化痰，祛瘀散结。方予二陈汤加减，半夏辛温性燥，燥湿化痰；陈皮理气化痰，芳香醒脾；茯苓、薏苡仁甘淡，健脾渗湿，使湿祛痰消，治其生痰之源；瓜蒌、僵蚕化痰散结；白芥子散结通络；夏枯草、皂角刺消肿散结；延胡索、郁金活血化瘀；甘草化痰和中，调和诸药。二诊患者诸症改善，苔白腻，原方去皂角刺、夏枯草；排便增多，为体内湿浊之邪有出路的表现，故于原方中加荔枝核、橘核增强行气散结之功，浙贝母化痰散结。半月后复诊诸症明显改善，乳腺肿块明显缩小。

《金匮要略·果实菜谷禁忌并治》云："凡饮食滋味以养于生，食之有妨，反能为害。所食之味，有与病相宜，有与身为害，若得宜则益体，害则成疾，以此致危，例皆难疗。"中医认为，乳房病发病的饮食相关性主要取决于乳房与脾胃、肝胃的关系，乳房属胃，乳头属肝，而脾与胃相表里，肝病亦可犯脾。若暴饮暴食、恣食膏梁厚味，伤及中焦，脾胃运化失职则痰湿内蕴，经脉阻塞不通，滞于胃络乳房致乳病发生；或多食辛辣香燥，醇酒炙煿，湿热火毒内生，胃热上蒸或胃火上炎致乳房胃络又致乳病。故乳病治疗中除需辨证施治外，仍要注意加强生活调护，调饮食，畅情志，积极运动，才能避免疾病反复发作[2]。

（赖凤飞）

参考文献

[1] 田莹，林毅. 乳癖从经论治[J]. 现代中西医结合杂志，2005，（11）：1417-1419.
[2] 赵虹，司徒红林. 林毅治未病思想在乳腺疾病中的应用[J]. 辽宁中医杂志，2009，36（3）：343-344.

第七章　补土理论治疗乳腺癌案例

第一节　乳腺癌围手术期的治疗

手术是乳腺癌的主要治疗手段之一，但术前患者出于对癌症和手术的担心，易出现恐惧、焦虑等情绪。手术虽为“祛邪”之法，但中医药围手术期的重点并不在于“祛邪”，而在于改善患者的症状。故术前治疗的重点在于疏肝理气以畅达气机，顾护脾胃以化气生血，为手术创造更好的身体条件。

术后患者因为手术禁食、麻醉等原因易出现痞满纳呆、腹胀腹痛、恶心呕吐等脾胃不和之证；或手术耗气失血伤津，气血生化乏源，出现神疲懒言，声低气短，面白无华或萎黄等气阴（血）两虚之证。此外，皮瓣坏死及上肢淋巴回流障碍亦为乳腺癌术后常见并发症。

因此，要促进乳腺癌术后患者的康复，应在术后早期以调和脾胃、补益气血为则，从补土入手，土旺方能令气血生化有源；水谷之海充足，方能使“水精四布，五经并行”。

案例一　健脾和胃法治疗乳腺癌术后呕吐案

黎某，女，48岁，2017年3月20日初诊。

主诉　左乳癌术后胸闷、恶心呕吐1天。

现病史　患者因左乳肿物入院行左乳改良根治术。麻醉苏醒后返病床出现频繁呕吐，共计约5次，现术后第1天仍有脘闷恶心感。

刻下症　神疲乏力，头晕，恶心欲呕，无头痛发热，食欲不振，大便术后未解。舌淡，苔白，脉弦。

辅助检查　术中病理提示左乳浸润性导管癌。

西医诊断　乳腺癌术后呕吐。

中医诊断　乳岩，呕吐。

中医证型　脾胃虚弱，胃气上逆。

治法　健脾和胃，降逆止呕。

中药处方　香砂六君子汤加减。

党参20g，白术10g，茯苓15g，炙甘草5g，法半夏15g，陈皮10g，木香5g

（后下），川朴 10g，姜竹茹 15g，砂仁 10g（后下），生姜 15g。

共 2 剂，每日一剂，分两次服用。

嘱适量进食小米粥等半流质饮食，适当下床活动。

外治法　吴茱萸姜汁贴敷中脘、双足三里穴位。

2017 年 3 月 22 日二诊。

刻下症　患者精神佳，无恶心呕吐，胃纳好转，少许腹胀，大便较硬，日一行，无头晕头痛，舌淡，苔白腻，脉细。

中药处方　党参 20g，白术 30g，茯苓 15g，炙甘草 5g，法半夏 15g，陈皮 10g，木香 10g（后下），川朴 15g，砂仁 10g（后下），大腹皮 15g，枳实 10g，生姜 15g。

共 2 剂，每日一剂，水煎服。

2017 年 3 月 24 日三诊。

刻下症　患者腹胀缓解，大便通调，质地变软成形，余同前。

中药处方　党参 20g，白术 15g，茯苓 15g，炙甘草 5g，法半夏 15g，陈皮 10g，广木香 10g（后下），川朴 10g，砂仁 10g（后下），炒山楂 15g，炒麦芽 20g，炒稻芽 20g。

共 2 剂，每日一剂，水煎，分两次服。巩固疗效。

按语

胃肠道功能障碍是全身麻醉术后的常见并发症。手术应激及麻醉药物易损伤脾胃，脾胃虚弱，气机不畅，脾失升清，胃失降浊，传化失司，致水湿停滞，故发为恶心呕吐。饮停中焦，清阳不升，脑无以养，故见头晕；六腑不通，胃失和降则见腹胀便难。治疗当健脾和胃、燥湿化痰、理气和中。《注解伤寒论》曰："脾，坤土也。脾助胃气消磨水谷，脾气不转，则胃中水谷不得消磨。"方选香砂六君子汤加减。柯韵伯曰："四君子，气分之总方也，人参致冲和之气，白术培中宫，茯苓清治节，炙甘草调五藏，胃气既治，病安从来，然拨乱反正又不能无为而治，必用行气之品以辅之。则补者不至泥而不行，故加陈皮以利肺金之逆气，半夏以疏脾土之湿气，而痰饮可除也；加木香以行三焦之滞气，砂仁以通脾肾之元气，纳气归肾，而贲郁可开也，四君得四辅则功力倍宣，四辅有四君则元气大振，相得而益彰矣。"配合姜汁调吴茱萸粉穴位贴敷，以温脾和胃、理气导滞。调护上酌进米粥等易消化之品，以养胃和胃，促进术后康复。二诊时患者已无头晕头痛、恶心呕吐，但大便干硬，故去姜竹茹，加用大腹皮、枳实等行气导滞之品，旨在疏通气机以通便。三诊时患者症状已基本缓解，予以山楂、麦稻芽等开胃消食之品，以助脾胃运化。

案例二　建中益气法治疗乳腺癌术后皮瓣坏死案

黎某，女，69 岁，2010 年 7 月 5 日初诊。

主诉　左乳癌手术后创面不愈 1 月余。

现病史　患者2010年5月11日发现左乳肿块，1个月后行左乳单纯切除术+左腋下前哨淋巴结活检术，术后病理示左乳黏液癌，ER（70%+），PR（40%+），左腋下前哨淋巴结0/6。术后未行放化疗，口服他莫昔芬治疗。但手术后缝合伤口一直不敛，外院治疗未见明显改善，皮瓣变黑出脓，转治我院。

查体　左乳缺如，左前胸壁手术部位可见长约6cm、宽约1.5cm黑色结痂，痂下有黄白色脓性分泌物，创周无红肿，无触痛。

刻下症　身形消瘦，精神疲倦，胃纳少，时腹隐痛，气弱自汗，手足烦热，咽干口燥，无恶心呕吐，二便通调。舌质淡，苔薄白，脉濡弱。

西医诊断　乳腺癌术后皮瓣坏死。

中医诊断　疮疡，乳岩。

中医证型　脾胃虚弱，气阴两虚。

治法　健脾益气，补虚生新。

中药处方　黄芪建中汤。

饴糖30g，桂枝15g，白芍30g，生姜15g，大枣15g，黄芪30g，炙甘草15g。

共7剂，日1剂，水煎2次，分2次服用。

外治法　每天外用土黄连液清洗伤口，外掺丹药提脓药粉。

2010年7月12日二诊。

刻下症　创面黑痂浮起，用镊子轻轻予以刮除，露出嫩红肉芽组织，创面平整。精神较前改善，胃纳稍增，无明显腹痛，仍有自汗、手足烦热、口干等症，二便调。舌质淡，苔薄白，脉濡弱。

中药处方　继服前方。共7剂，每日1剂，水煎2次，分2次服用。

外治法　生肌油纱外敷创面。

2010年7月19日三诊。

刻下症　创面缩小过半，胬肉略有高起。精神、食欲转佳，自汗及手足烦热减轻，仍有口干，二便调。舌质淡，苔薄白，脉缓。

中药处方　继服前方。共7剂，每日1剂，水煎2次，分2次服用。

外治法　用镊子稍做创面清刮后，以土黄连液外敷。

2010年8月1日随访，创面愈合。

按语

刃之伤，耗气失血，气血亏虚，不能濡养筋脉、肌肤，易出现肌肤枯萎坏死。脾为后天之本，为气血生化之源，后天之本充实，气血充足，肌肤得养，坏死之皮瓣才能逐渐修复。本案患者为老年女性，平素饮食劳倦，损伤脾胃，加之手术创伤，后天之本亏虚，气血生化乏源，而致术后伤口皮瓣坏死，日久不愈，局部气血运行不畅，蕴湿生热而腐肉成脓。《脾胃论》曰：“脾胃俱旺，则能食而肥；脾胃俱虚，则不能食而瘦。”脾胃亏虚则见身形消瘦，精神疲倦，胃纳少，时腹隐痛；七七天癸竭，阴液不足；手足烦热，咽干口燥皆为虚劳之证。

夫饮食入胃，阳气上行，津液与气，入于心，贯于肺，充实皮毛，散于百脉。脾禀气于胃，而灌溉四旁，营养气血者也。今饮食损胃，劳倦伤脾，则气血无以生化，虚劳里急，阴阳俱损也。《伤寒杂病论》曰："虚劳里急，诸不足，黄芪建中汤主之。"故方选黄芪建中汤。

方中重用芍药，可缓挛急、止疼痛；重用饴糖30g，有强壮与缓和作用。"手足烦热、咽干口燥"是阴液不足、虚热内生的表现，而含有饴糖的小建中汤恰可补其不足，缓解消耗状态，从而达到改善体质的目的。方名建中，即尤以稳固中土为先，桂枝一路以扶助肝木，重用芍药一路以敛而抑躁动伤土的肝风，使肝木畅达，挛急得缓。而乳腺癌患者多有情志抑郁的病史，条畅肝木可解郁。诸药合用，共奏温中补气、和里缓急、阴阳气血双补之功效，阳生阴长，诸虚不足之证自除。

案例三　温中健脾法治疗乳腺癌术后淋巴水肿案

李某，女，45岁，2016年5月12日初诊。

主诉　右乳癌术后1个月，右上肢肿胀2周。

现病史　患者1个月前行右乳癌改良根治术，术后10余天出现患肢肿胀疼痛，范围由上臂逐渐向远端发展累及前臂。

刻下症　患者面色萎黄，少气懒言，畏寒纳呆，脘腹时有隐痛，无口渴，大便溏烂。

查体　患肢肿胀，皮色稍暗无泽，按之软韧可有凹陷，局部皮温不高。舌质淡紫、边齿痕、舌底脉络青紫曲张、舌苔白润。患侧脉难及，健侧脉浮而弱。

辅助检查　血管彩超提示右上肢深浅静脉无血栓形成。血常规正常。

西医诊断　乳腺癌术后上肢淋巴水肿。

中医诊断　水肿，乳岩。

中医证型　脾虚湿阻，痰瘀互结。

治法　温中健脾，发汗通络，利水消肿。

中药处方　理中汤合防己黄芪汤加减。

党参15g，干姜15g，炒白术15g，炙甘草15g，茯苓30g，防己15g，黄芪15g，桂枝15g，当归15g，赤芍15g，川芎10g，桑枝15g，地龙15g。共14剂，每日1剂，水煎服。

外治法　四子散（白芥子、紫苏子、莱菔子、吴茱萸）装入布袋包裹，加热至40～42℃，外敷患肢，每天1～2次，每次30分钟。

外洗方　干姜30g，伸筋草30g，艾叶30g，威灵仙15g，川木瓜15g，桂枝15g，姜黄15g，苏木15g，当归15g。水煎后药液熏蒸并温热外洗，每天1次。

2016年5月26日二诊。

刻下症　患者右上肢肿胀明显减轻，肿胀范围主要在上臂，前臂肿胀消失。

精神好转，纳可，大便成形。舌质仍淡紫、舌底脉络青紫曲张，左脉较前有力，右脉可触及。

继服原方 14 剂。

2 周后复查，水肿已基本消退，患肢活动如常。

按语

乳腺癌腋下淋巴结的切除或清扫，容易损伤腋下淋巴管，影响患肢淋巴液的回流，导致皮里膜外水液运化不行，而见患肢水肿，轻则肿胀疼痛，皮色不变，名曰“白肿”，或伴外邪侵袭，产生淋巴管感染，患肢红肿热痛，名曰“红肿”。《景岳全书》曰：“凡水肿等证，乃肺脾肾三脏相干之病。盖水为至阴，故其本在肾；水化于气，故其标在肺；水唯畏土，故其制在脾。”脾主运化、主四肢，脾运化水液输布于全身，濡养四肢筋脉；当脾胃受损，气机不畅，加之术后气血亏虚，不能推动水液运行而积于四肢，故而出现四肢水肿。故治水肿应注重扶助脾阳，振奋气机，表里分消，以使气行水行，阳生饮化。

本案患者素体虚弱，加之乳腺癌手术耗气伤血，脾气受损，故见面色萎黄，少气懒言，纳呆，大便溏烂，乃一派脾虚湿困之象。中阳不足，寒从中生，阳虚失温，寒性凝滞，故畏寒肢冷、脘腹绵绵作痛、喜温喜按；脾主运化而升清，胃主受纳而降浊，今脾胃虚寒，纳运升降失常，故脘痞食少、便溏；舌淡苔白润，口不渴，脉弱皆为中焦虚寒之象。脾虚运化失司，水液代谢失常，加之手术损伤，更致局部水行不利，引起水液潴留，泛滥肌肤，而成水肿，故局部表现为患肢肿胀，皮色稍暗无泽，是为“白肿”。舌质淡紫、舌底脉络青紫曲张，为瘀血阻络之象。

脉证合参，本案患者属脾虚湿滞，兼有瘀血阻滞。治宜温脾利水，活血通络。故选用理中汤以温中祛寒以治本，合防己茯苓汤发汗行水以治标，佐以当归、赤芍、川芎、桑枝、地龙活血通络以消肿。

理中汤中干姜为君，大辛大热，温脾阳，祛寒邪，扶阳抑阴。人参为臣，性味甘温，补气健脾。君臣相配，温中健脾。脾为湿土，虚则易生湿浊，故用甘温苦燥之白术为佐，健脾燥湿。纵观全方，温补并用，以温为主，温中阳，益脾气，助运化，故曰“理中”。防己茯苓汤立方本意在于通阳化气，表里分消。防己伍黄芪，走表祛湿，使水从外而解；防己，为太阳经入里之药，泄腠理，疗风水，治风湿、皮水二证。黄芪大补脾胃之气，使气旺血行；桂枝配茯苓，通阳化气，调和营卫，发汗利水。更以当归、赤芍、川芎、地龙活血通脉祛瘀，桑枝活络利水并引诸药直达病所。同时外用四子散及熏洗方以温经通络，活血消肿。使气旺、血行、湿化而肿胀自消。

（郭　莉）

第二节 乳腺癌围化疗期的治疗

案例一 健脾补肾法治疗化疗后骨髓抑制案

黄某，女性，61岁，2017年4月30日初诊。

主诉 左乳癌化疗后10天，头晕乏力3天。

现病史 患者于2017年4月13日行左乳癌改良根治术，术后病理：浸润性导管癌 $pT_2N_1M_0$，LN：2/11，ER（-），PR（+），CerbB2（-）。于2017年4月20日行第1周期AC-T方案化疗（EPI 135mg，CTX 900mg，序贯 T 150mg），化疗后第3天，血常规示WBC 2.8×10^9/L，NE 1.0×10^9/L，Hb 108×10^9/L，予粒细胞刺激因子250μg皮下注射。3天后复查血常规示WBC 1.4×10^9/L. NE 0.8×10^9/L，并出现发热，继予粒细胞刺激因子 250μg 皮下注射，连续 3 天，复查血常规示WBC 3.5×10^9/L，NE 1.5×10^9/L。

刻下症 神疲乏力，面色㿠白，腰膝酸软，胃纳欠佳，夜寐欠佳，舌淡、边有齿痕、苔白，脉沉细无力。

西医诊断 化疗后骨髓抑制。

中医诊断 虚劳，乳岩。

中医证型 脾肾两虚。

治法 益气养血，健脾补肾。

中药处方1 黄芪50g，鸡血藤60g，黄精30g，党参30g，山药15g、茯苓15g，菟丝子15g，山萸肉15g，桑椹子15g，女贞子15g，枸杞子15g。7剂，每日一剂，水煎，分2次温服。上午9点、下午4点各服1次。

中药处方2 生龟板50g（先煎），鹿角胶15g（烊化），阿胶15g（烊化），枸杞子15g，西洋参15g，沙参30g。共7剂，日1剂，晚7点水煎温服。

2017年5月7日二诊。

刻下症 腰膝酸软缓解，精神可，面色如常，胃纳可，夜寐欠佳，舌淡红、边有齿痕、苔薄白，脉细。

辅助检查 血常规示WBC 4.2×10^9/L，NE 2.3×10^9/L。

中药处方 守方7剂，服法同前。

一周后复查，诸症得解，血常规检查正常。

按语

患者乳腺癌术后，本已有气血耗伤，加之化疗药毒，损脾伤肾。脾虚则生化乏源，肾伤则不能生髓化血，此为本案骨髓抑制发生的关键因素。患者神疲乏力、面色㿠白，乃因血虚不荣，脑窍失养所致；夜眠欠佳为营阴不足、营卫不能交合；

肾主骨生髓，肾精受损，髓失所养则见腰膝酸软无力，白细胞下降明显；舌淡、边有齿痕、苔白、脉沉细无力均为脾肾两虚之证。因此本案应以健脾补肾立法，方选健脾补肾方与龟鹿二仙丹，依子午流注时间给药法服用。健脾补肾方是在四君子汤的基础上加黄芪、鸡血藤，使气行则血行；加菟丝子、山茱萸、桑椹子、女贞子、枸杞子补益肝肾。脾胃升降运化功能得复，则生化无穷，气血充足而调畅，可以用后天养先天。《临证指南医案》云："夫精血皆有形，以草木无情之物为补益，声气必不相应。"故而此案以龟鹿二仙丹阴阳双补，重用龟板、阿胶等血肉有情之品以填精充髓补血，故能应手而瘥。

龟鹿二仙丹出自《证治准绳》，鹿角胶、龟板为方中主药，均归肾经。"鹿得天地之阳气最全，善通督脉"，其角为胶，味咸，性微温，能补肾阳、生精血。"龟得天地之阴气最厚，善通任脉"，其腹甲为胶，味咸、甘，性平，能滋阴潜阳、补血。"二物气血之属，又得造化之玄微，异类有情"，与人则同气相求，非草木之品可比。人参大补元气而生津，"善于固气"。枸杞子益精生血，"善于滋阴"。四药合用，性味平和，入五脏而以肝、肾为主，又善通奇经之任、督，气血阴阳并补，且补阴而无凝滞之弊，补阳而无燥热之害[1]。方中加入沙参以滋养胃阴，加入阿胶以滋阴养血，共奏补肾生髓之功。

（宋　雪　陈前军）

案例二　健脾和胃法治疗化疗后恶心呕吐案

李某，女性，45岁，2017年3月24日初诊。

主诉　右乳癌化疗后3天，恶心、呕吐2天。

现病史　患者于2017年1月15日行右乳癌保乳术，术后病理：右侧浸润性导管癌 $pT_2N_0M_0$，淋巴结无转移，ER（+++），PR（+），CerbB2（−）。于2017年1月22日行第1周期AC方案化疗（EPI 130mg+CTX 900mg），化疗后第2天出现乏力，频繁呕吐。

刻下症　神疲乏力，恶心，脘腹痞闷，不思饮食，大便溏，舌淡，苔白，脉细。

辅助检查　生化示Na 134 mmol/L，K 2.9mmol/L。

西医诊断　化疗相关性恶心呕吐。

中医诊断　呕吐，乳岩。

中医证型　脾胃不和。

治法　健脾益气，和胃降逆。

中药处方　党参20g，白术15g，茯苓15g，怀山药15g，陈皮10g，法半夏10g，木香10g（后下），砂仁10g（后下），炒谷麦芽各15g，炙甘草5g，生姜3片。共3剂，每天1剂，水煎温服。

2017年03月27日二诊。

刻下症　精神可，胸脘痞闷明显好转，闻异味时少许恶心，无明显呕吐，胃纳稍差，自觉食后有胃饱胀感，舌淡，苔白腻，脉缓。辅助检查未见异常。

中药处方　党参20g，白术15g，茯苓15g，怀山药15g，陈皮10g，法半夏10g，木香10g（后下），砂仁10g（后下），炒谷麦芽各15g，炙甘草5g，生姜3片，神曲1袋。共5剂，每天1剂，水煎温服。

一周后复查，诸症得消。

按语

恶心呕吐是化疗最常见的副作用之一，因个人体质、化疗药物、干预措施等因素差异，每个化疗患者的恶心呕吐反应持续时间及程度不一。恶心呕吐不仅明显影响患者的生活质量、身体素质及治疗信心，严重者影响化疗进程、化疗药物使用剂量，甚至使化疗终止。因此采取有效的干预措施减轻化疗后消化道副作用，不仅能改善患者生活质量，减轻毒副作用，提高化疗疗效，而且还能增强患者治疗信心，使患者能够顺利完成化疗进程。本案患者素体消瘦，脾虚不健，加之化疗药物苦寒直中，耗气伤阳，脾胃受损，运化失司，水湿内生，湿邪困阻，而致脾胃不和，气机升降失调，从而引起胃满、纳差、恶心、呕吐等消化道症状。《注解伤寒论》曰："脾，坤土也。脾助胃气消磨水谷，脾气不转，则胃中水谷不得消磨。"可见脾虚湿阻为化疗后恶呕等消化道反应的主要病机，故处方以香砂六君子汤加减。

香砂六君子汤为四君子汤加陈皮、半夏、木香、砂仁、生姜、大枣而成，原方主治脾胃虚弱，运化乏力。功在益气和胃、行气化痰。该方适用于脾胃气虚，痰阻气滞证。汪昂《医方集解》曰："此手足太阴足阳明药也，人参甘温，大补元气为君，白术苦温，燥脾补气，为臣，茯苓甘淡，渗湿泻热为佐，甘草甘平，和中益土为使也，气足脾运，饮食倍进，则余脏受荫，而色泽身强矣，再加陈皮以理气散逆，半夏以燥湿除痰，名曰六君，以其皆中和之品，故曰君子也。"方中党参、白术、甘草健脾益气；法半夏、陈皮、茯苓取"二陈汤"之意，燥湿化痰，理气和中，合生姜降逆止呕；广木香、砂仁行气和胃，使之升降调和；炒谷麦芽温胃消食。诸药合用，共奏健脾化浊、温中降逆之效。

《活法机要》关于吐证提出三大病机："吐证有三，气、积、寒也，皆从三焦论之。上焦在胃口，上通于天气，主纳而不出。中焦在中脘，上通天气，下通地气，主腐熟水谷。下焦在脐下，下通地气，主出而不纳。"故治疗呕吐多从气、积、寒入手，治以益气行气、化积消滞、温中降逆之法。并根据不同化疗方案、个人体质、既往干预措施等随证调治。若偏脾阳虚者，见面色㿠白，口淡无味，喜饮温水，便溏等，可加用吴茱萸、干姜等；若腹胀便秘者，可加用莱菔子、枳实等行气通腑之品。

（林晓洁）

案例三 健脾温阳法治疗化疗后腹泻案

蔡某，女，51 岁，2017 年 7 月 10 日初诊。

主诉 右乳癌化疗后 3 天，腹泻 2 天。

现病史 2017 年 6 月 30 日行右乳癌保乳术，术后于 2017 年 7 月 7 日行第一周期 TC 化疗（多西他赛 118mg，环磷酰胺 0.9g），化疗后出现腹泻，完谷不化，吐少许涎沫。

刻下症 无恶心，心下痞闷，神疲乏力，纳一般，眠可，小便不利，无小便疼痛，大便稀烂，日 5～6 次，舌质淡，苔白腻，脉缓。

西医诊断 化疗相关腹泻。

中医诊断 泄泻，乳岩。

中医证型 脾阳不升。

治法 健脾温阳，祛湿止泻。

中药处方 黄芪 30g，白术 10g，陈皮 10g，升麻 10g，柴胡 10g，人参 15g，炙甘草 5g，当归 10g，苍术 15g，厚朴 10g，生姜 10g，大枣 6 枚，炒神曲 10g。共 3 剂，每日一剂，水煎服。

2017 年 7 月 13 日二诊。

刻下症 腹泻、吐涎沫、心下痞闷等症消失，少许口干，小便调。舌质淡，苔白微腻，脉缓。上方去苍术、厚朴、升麻、柴胡，续服一周。

中药处方 黄芪 30g，白术 10g，陈皮 10g，人参 15g，炙甘草 5g，当归 10g，生姜 10g，大枣 6 枚。共 7 剂，每日一剂，水煎服。

一周后随访，不适诸症得消。

按语

泄泻是化疗期间常见的并发症。化疗药物多为苦寒之品，常损及中阳，脾胃虚寒者更甚，多表现为大便稀烂、完谷不化，甚者如水状，系病在太阴。《伤寒论》云：“太阴之为病，腹满而吐，食不下，自利益甚，时腹自痛，若下之，必胸下结硬。”脾阳虚弱，清气不升，浊阴不降，治不能下之，而应用升举阳气之法，用补中益气汤治之。补中益气汤出自《脾胃论》，主治脾阳虚弱，清气不升，《脾胃论》有云：“凡泄痢，米谷不化谓飧泄，是清气在下，胃气不上升。古之圣人，以升浮扶持胃气，一服而愈，知病在中焦脾胃也。病本在胃，故真气弱。真气者，谷气也。不能克化饮食，乃湿胜也。”

本案患者于 2017 年 7 月行第一期化疗后出现腹泻，化疗药物寒凉，伤及脾阳，致完谷不化，吐涎沫等症，病在太阴，当以温阳为主，但不可急于用温燥之品，如高良姜、花椒之属，夫辛辣气薄之药，无故不可乱服。《素问·至真要大论》云：“五味入胃，各先逐其所喜攻。攻者，克伐泻也。辛味下咽，先攻泻肺之五气。气者，真气、元气也。”况胃主血，为物所伤，物者，有形之物也，皆是血病，血病泻气，此其二也。故用升麻、柴胡之品。《脾胃论》中提出："元气之充足，皆由脾胃之气无所伤，而后能滋养元气。若胃气之本弱，饮食自倍，则脾胃之气既伤，而元气亦不能充，而诸病之所由生也。"说明脾胃乃元气之本，脾胃伤、元气衰则疾病生。

此患者泄泻的病因是化疗药寒凉之毒，病位在太阴，脾阳虚弱，清气不升，所致腹泻，且有小便不利之湿证表现，方选用补中益气汤升阳止泻，加平胃散化湿行气，酌加炒神曲以化饮食。首服三剂后腹泻消失，故去升麻、柴胡；口干，但舌苔厚较前好转，去苍术、厚朴辛燥化湿之品。终获良好疗效。

（宋 雪）

案例四 健脾祛湿法治疗化疗后腹泻案

张某，65岁，2018年12月16日初诊。

主诉 乳腺癌化疗后一周，腹泻3天。

现病史 患者于2个月前在外院确诊为乳腺癌肺转移，既往曾接受过TCH方案辅助化疗，现患者服用卡培他滨+拉帕替尼解救治疗。患者服药3日后开始出现腹泻，4～6次/日，呈稀便、水样便；伴有食物残渣。

刻下症 乏力，面色萎黄，胃纳欠佳，恶心胸闷，眠差，神疲倦怠。舌淡苔白，脉细弱。

西医诊断 化疗相关腹泻。

中医诊断 泄泻，乳岩。

中医证型 脾虚夹湿。

治法 健脾祛湿。

中药处方 参苓白术散加减。

党参15g，茯苓15g，白术15g，怀山药15g，薏苡仁20g，白扁豆12g，莲子肉12g，陈皮10g，砂仁6g（后下），桔梗10g，炙甘草6g，炒苍术15g，诃子6g，大枣3枚。

14剂，每日一剂，水煎服。

2018年12月31日二诊。

刻下症 腹泻状明显缓解，每日大便2～3次，质偏烂，少许恶心，食欲改善，精神好转。余同前。续用前方。

2019年1月15日三诊。

刻下症 腹泻明显减少，每次排便1～2次，为软便，无腹痛，饮食基本正常，睡眠改善，面色较前明显改善。继续服用上方，随诊大便基本正常。

按语

酪氨酸激酶抑制剂（TKI）药物已经在肿瘤领域中得到广泛应用，目前已经公布的TKI三期临床试验中，腹泻的发生率为9.5%～95.2%，TKI导致的腹泻可能和氯离子分泌过多有关，但确切的机制尚不明确。药物在杀伤肿瘤细胞的同时也对正常组织细胞有杀伤作用，对机体脏器的生理功能、免疫功能产生破坏。临床上主要表现为腹泻、纳差、乏力、发热、白细胞减少、血小板减少等，致使患者的免疫功能和抗病能力下降。这一系列不良反应往往导致患者延迟化疗及放弃化疗，从而影响治疗效果。

本案为脾虚夹湿之泄泻，选方参苓白术散。该方出自《太平惠民和剂局方》，具有益气健脾、渗湿止泻的功效。方中党参擅补脾胃之气，白术补气健脾燥湿，茯苓健脾利水渗湿，怀山药益气补脾；莲子肉补脾涩肠，又能健脾开胃，增进食欲；白扁豆健脾化湿；薏苡仁健脾利水；桔梗宣开肺气，通利水道，与砂仁俱为佐药；炙甘草益气和中，调和诸药；大枣煎汤调药，亦助补益脾胃之功。诸药配伍，补中焦之虚，助脾气之运，渗停聚之湿，行气机之滞，恢复脾胃受纳与健运之职，则诸症自除。纵观本方，补脾益气，渗湿止泻，使脾气健运，湿邪得去，则诸症自除；加用炒苍术和诃子，增强燥湿健脾、涩肠止泻之功效。现代药理学研究显示，参苓白术散能抑制肠管的收缩，增强肠管对水和氯离子的吸收，从而有效地预防腹泻的发生，提高乳腺癌患者的治疗依从性[2]。

（张玉柱）

案例五　升阳清热除湿法治疗化疗后腹泻案

王某，女，52岁，2016年8月11日初诊。

主诉　右乳癌化疗后3天，腹泻2天。

现病史　2016年8月1日行右乳癌保乳术，行EC-T方案化疗。于2016年8月9日行第一周期EC方案化疗（表柔比星120mg，环磷酰胺0.9g）后出现大便不成形，夹杂不消化食物，每日排便6～7次。

刻下症　周身乏力，头晕，头痛，口干口苦，不欲饮食，小便色黄有味，夜寐不宁，心烦易怒，身形消瘦，舌质淡暗，舌苔白腻，脉弦滑。

西医诊断　化疗相关腹泻。

中医诊断　泄泻，乳岩。

中医证型　脾虚湿盛，兼下焦湿热蕴结。

治法　健脾除湿，升阳止泻，佐以清利湿热。

中药处方　升阳益胃汤加减。

党参15g，炒白术20g，黄芪30g，清半夏10g，陈皮10g，茯苓20g，泽泻10g，防风10g，羌活10g，柴胡10g，白芍10g，生姜10g，黄连5g，黄芩10g，炙甘草10g，大枣2枚。

共3剂，每日一剂，水煎服。

2016年8月14日二诊。

刻下症　腹泻减少，每日排便2～3次，大便不成形，无腹痛，小便颜色转为淡黄，食欲增加，乏力亦好转，余同前。

中药处方　党参15g，炒白术20g，黄芪30g，清半夏10g，陈皮10g，茯苓20g，泽泻10g，防风10g，羌活10g，柴胡10g，白芍10g，生姜10g，白蔻仁10g，薏苡仁20g，炙甘草10g，大枣4枚。

共7剂，每日一剂，水煎服。

2016年8月21日三诊。

刻下症　腹泻明显减少，每次排便1～2次，为软便，无腹痛，饮食基本正常，无头晕头痛，睡眠改善。

按语

患者平素久居岭南潮湿之地，脾胃为湿所困，运化失司。“中气如轴，四维之气如轮”，强调人身“中气”之斡旋作用。中气不运，则水湿无以为化，加之化疗寒凉之品重伤脾胃，更致脾虚湿盛。《素问·阴阳应象大论》云：“湿盛则濡泻。”《难经》云：“湿多成五泄。”脾胃为升降枢纽，脾气内伤，清阳不升，脾虚湿滞，湿困脾胃，以致升降失职，清浊不分，而致泄泻，说明泄泻病机中脾虚湿盛是泄泻的关键因素。同时，患者发病时节时值炎夏，且地处岭南湿热之地，外湿引动内湿，易从热化。故方选升阳益胃汤。方中升阳益胃汤重用黄芪，配伍人参、白术、甘草补气养胃；柴胡、防风、羌活、独活升举清阳、祛风除湿；半夏、陈皮、茯苓、泽泻、黄连除湿清热；白芍养血和营；诸药合用，共奏益气升阳、清热除湿之功。

升阳益胃汤源于《内外伤辨惑论》，补中有散，发中有收，升中有降。遵循脾升胃降、肝木疏土的生理特性，把握脾病多湿、胃病多浊的病理变化，依据阴脏喜扶、阳脏喜克的脏腑特点，以升为降，以扶为制，使脾胃和，后天健，名为益胃，实则升阳，此为从升而制，因而具有补气健脾、调和胃肠、升清降浊、祛风胜湿等多种作用。综上所述，此患者腹泻的病因是脾虚湿盛，病位在脾胃，治疗时不单纯健脾祛湿，更强调升清降浊、疏肝扶土，故临床能取得良疗。

（丘　嫦）

案例六　行气和胃法治化疗后便秘案

梁某，女，59岁，2016年11月2日初诊。

主诉　2008年行左乳癌改良根治术，因肝、肺、骨、淋巴结多发转移半年入院。于2016年10月25日行第一周期NP化疗方案（诺维本40mg d1、d8，顺铂45mg d1～d3）后出现大便秘结难解，至就诊时大便已4日未行。

刻下症　便秘，脘腹痞胀不适，牵及胁肋，伴嗳气、纳差，平素精神沉郁。舌苔白腻，舌质淡，脉细。

西医诊断　化疗相关性便秘。

中医诊断 便秘，乳岩。

中医证型 气滞便秘。

治法 行气和胃，润肠通便。

中药处方 六磨汤合香砂六君子汤。

广木香 10g（后下），砂仁 10g（后下），陈皮 10g，法半夏 10g，茯苓 15g，川朴 10g，火麻仁 30g，郁李仁 15g，瓜蒌仁 15g，槟榔 15g，白术 30g，枳实 10g。

共 3 剂，每日一剂，水煎服。

2016 年 11 月 5 日二诊。

刻下症 服药后大便每日一行，偏干结，仍有少许脘腹痞胀，已无嗳气，胃口较前改善。舌质红，苔薄白，舌中浅裂痕，脉细弦。

中药处方 生地 15g，玄参 15g，白芍 10g，枳实 10g，槟榔 15g，火麻仁 15g，郁李仁 15g，厚朴 10g，当归 10g，川牛膝 10g，白术 30g。

共 7 剂，每日一剂，水煎服。

服用后排便畅顺，无腹胀，舌淡红，苔薄白，脉细。

2017 年 2 月随访，患者化疗期间未再出现严重便秘，可保持大便每日一行，偶有大便偏干，则服用二诊处方巩固疗效。

按语

患者平素情志抑郁，又因化疗正气受戕，脾胃更伤，土虚木贼，出现胸胁胀满、倦怠乏力、嗳气食少等肝郁脾虚之象。戴元礼云："郁者，当升者不升，当降者不降，当传化者不得传化，此为传化失常，六郁之病也。"故肝气郁结，横逆侮土，升降逆乱；运传失常，糟粕不能顺降而滞于肠道，逐渐成便秘。正如《血证论》所说："食气入胃，全赖肝木之气以疏泄之，而水谷乃化。"

因此初诊予六磨汤合香砂六君子汤，方中广木香、砂仁疏肝理气和胃，法半夏、川朴行气化饮，陈皮、茯苓健脾和胃，枳实、白术益气生津、消胀导滞，在此基础上佐以火麻仁、瓜蒌仁、郁李仁等润肠通便之品，而郁李仁还兼疏肝理气之功。本方从气滞入手，又能兼顾胃虚、肠燥等病机，巧妙调治肝脾二脏，故药后排便改善；腐秽得去，胃气来复，则胃纳改善。然而患者舌中裂痕、大便干结、舌红脉细，提示津血伤损，导致肠道濡润不足。《济阳纲目》云："肾主大便，大便难者，取足少阴。夫肾主五液，津液盛则大便如常……治法云……大抵津液耗少而燥者，以辛润之。"当津液不足时，需以辛润之法治之。故二诊时合用增液汤。增液汤首见于《温病条辨》，其具有滋养津液、润燥通便之效。方中重用玄参为君，养阴生津，启肾水以滋肠燥；臣佐以麦冬养阴润肺，益胃生津，清心除烦，能补能润能通之品；生地主清热凉血，养阴生津。三药药性相近，质润而多汁，故药后排便顺畅，且应用本方后，后续化疗中出现便秘的频率和程度均明显减少。

（丘　嫦）

案例七　益气升阳法治化疗后便秘案

吴某，女，40岁，2016年9月7日初诊。

现病史　2016年7月行右乳癌手术，行2周期EC化疗方案化疗（表柔比星120mg，环磷酰胺1mg d1）后经常出现大便难解，数日（3～4日）一行，大便黏滞而不干结。

刻下症　精神疲惫，肢体倦怠，少气懒言，语微声低，纳差，眠可，小腹有空坠感。舌质胖嫩边有齿痕，脉虚无力。

西医诊断　化疗相关性便秘。

中医诊断　便秘。

中医证型　气虚便秘。

治法　益气健脾，升阳通便。

中药处方　补中益气汤加减。

黄芪50g，党参15g，当归10g，陈皮10g，升麻6g，柴胡10g，白术30g，炙甘草10g，火麻仁30g，郁李仁15g，枳壳10g。

共7剂，每日一剂，水煎服。

2016年9月16日二诊。

刻下症　大便每日一行，成形，排解顺畅；神疲、乏力明显好转，胃纳一般，改善不显，舌质胖嫩边有齿痕，脉细。

中药处方　黄芪50g，党参15g，当归10g，陈皮10g，升麻6g，柴胡10g，白术15g，生甘草10g，炒麦芽30g，炒谷芽30g，炒神曲15g，砂仁10g（后下）。

共7剂，每日一剂，水煎服。

2016年9月25日三诊。

刻下症　大便每日可解，质可，胃纳明显改善，精神较前改善，舌稍胖，苔薄白有津，舌边齿痕，脉细。

中药处方　继续用前方善后。共7剂，每日一剂，水煎服。

按语

便秘一症，临床常用下法治之。然李杲《脾胃论》中提出："盖胃为水谷之海，饮食入胃，而精气先输脾归肺，上行春夏之令，以滋养周身，乃清气为天者也；升已而下属膀胱，行秋冬之令，为传化糟粕，转味而出，乃浊阴为地者也。"脾胃气机升降相因，清阳不可独升，胃气亦不可独降，并提出清阳"升已"，浊阴才能下传，转化为糟粕而排出。若清阳不升或升之不及，则会导致糟粕不能顺利下传，郁结在里发为便秘。

本例患者即为化疗后出现大便难解，数日一行，且伴神疲、倦怠、少气等一派虚象，皆因素体脾虚，更加化疗药物寒凉，重伤脾胃，清阳不升，气虚无力推送，故可使糟粕不得降而发为便秘，故为"虚秘"。若以苦寒攻下，脾伤更甚，不仅无效并将愈泻愈虚。故治以补脾益气、升发阳气为法，方选补中益气汤。林珮琴在《类证治裁》中提出："由久病气虚下陷，致便难者，补中益气汤，加杏仁、苏梗。"黄芪、党参、白术、炙甘草顾护脾胃，补中益气；枳壳配白术，行气润肠、降浊通腑；升麻、柴胡升举清阳，气机升降有序，而使大便通畅；陈皮理气健胃，当归养血和营；酌情加火麻仁、郁李仁，润肠通便而收效。二诊时患者大便已规律，仍有饮食不馨、舌嫩边齿痕等脾虚之象，于上方中去火麻仁、郁李仁、枳壳，加入炒谷麦芽、炒神曲健胃消食，砂仁行气和胃，而收全效。

（宋　雪）

案例八　疏调气机法治疗化疗后便秘案

李某，女，58岁，2015年4月13日初诊。

现病史　患者于2010年4月行左乳癌改良根治术，2015年1月出现左胸壁局部复发及双肺转移。给予NP方案解救化疗（长春瑞滨40mg d1、d8，顺铂40mg d1～d3），化疗后开始反复出现大便干燥难解，经常服用麻仁丸、润肠丸等稍缓解。本次于一周前化疗后出现腹胀，时腹痛，大便至就诊时已4日未解。

刻下症　体质肥胖，精神疲倦，时有眩晕，心烦急躁，纳食欠佳，脘腹胀满，时有腹痛，大便4日未解，舌红苔白腻，脉滑略数。

西医诊断　化疗相关性便秘。

中医诊断　便秘，乳岩。

中医证型　湿热积滞，升降失常。

治法　疏调气机，除湿清热。

中药处方　升降散合四磨汤加减。

蝉蜕5g，僵蚕10g，姜黄10g，大黄10g，乌药10g，沉香5g（后下），槟榔10g，党参10g。

共3剂，每日一剂，分两次服。

2015年4月17日二诊。

刻下症　患者服药当天可解出成形大便，其后每日可排便1～2次，偏溏，无明显腹胀腹痛，精神改善，仍诉胃纳欠佳。舌淡红，苔薄白，脉弦滑略细。

中药处方　蝉蜕5g，僵蚕10g，姜黄10g，大黄5g，乌药10g，沉香5g（后下），党参15g，焦三仙各10g，枳壳10g，白术10g。

共7剂，每日一剂，分两次服。

2015年4月27日三诊。

复诊诸症改善。

上方续开7剂，嘱隔日服用。

按语

《景岳全书》曰：“秘结证，凡属老人、虚人、阴脏人及产后、病后、多汗后，或小水过多，或亡血失血、大吐大泻之后，多有病为燥结者，盖此非气血之亏，即津液之耗。”故因便秘而服用麻仁丸、润肠丸，临床也多有效验，然而也有部分患者服药则便畅，不服药则便秘，久而久之，需赖药以通便，或增大剂量始效，甚则服药亦不能得畅解。此案患者素体肥胖，痰湿内阻；加之确诊乳腺癌及肿瘤复发转移，情绪低落；而化疗药物的应用在祛邪的同时，也伤及脾胃；诸因叠沓，致三焦气机不畅，胃肠传导失司，故单纯以麻仁丸、润肠丸并未获良效。戴元礼云：“郁者，结聚而不得发越也，当升者不得升，当降者不得降，当变化者不得化，此为传化失常，六郁之病见矣。”故本案病机当为气机升降失调，肠胃湿热积滞，故治疗用升降散疏调气机，调整升降，加四磨汤以疏导三焦，通调谷道。气机调畅则传导自分，故药后便秘即除。二诊患者胃纳欠佳，大便偏稀溏，故减大黄用量，加用焦三仙、枳术丸以健运中焦，则诸症改善。

（康梦玲）

案例九 益气健脾法治疗化疗后腹痛案

张某，女，51岁，2017年5月10日初诊。

主诉 右乳癌化疗后4天，腹痛2天。

现病史 患者于2017年4月28日行右乳癌改良根治术，术后病理：右侧浸润性导管癌 $pT_3N_1M_0$，淋巴结3/21，ER（+++），PR（+），CerbB2（+++）。于2017年5月6日行第1周期AC-TH方案化疗（表柔比星 130mg+环磷酰胺 900mg），化疗后第2天出现腹痛，乏力，不思饮食。

刻下症 脘腹隐痛绵绵，神疲乏力，胃脘痞闷，不思饮食，大便难解，质软，每日一行，小便调。形体消瘦，舌淡，苔白，脉细。

西医诊断 化疗相关消化道反应。

中医诊断 腹痛，乳岩。

中医证型 脾胃虚弱。

治法 益气健脾，缓急止痛。

中药处方 党参20g，白术15g，茯苓15g，桂枝15g，炙甘草10g，大枣20g，芍药30g，生姜15g，胶饴60g（烊化）。

共5剂，每日1剂，水煎温服。

2017年5月15日二诊。

刻下症 脘腹疼痛缓解，排便顺畅，胃纳、精神较前改善，舌淡，苔白腻，脉缓。继服前方7剂，每日1剂。

按语

“内伤脾胃，百病由生”，本案患者因化疗之毒重伤脾胃，升降失常，故见脘腹胀痛，痞闷，不思饮食；因太阴脾土不运，阳明燥金失和，故大肠传导失司而出现便难；肠腑失于气血荣养，不荣则痛，故见腹痛绵绵；脾不能为胃行其津液，血不荣于脑窍则精神疲倦，不荣于四末则乏力；舌淡、脉细均为脾胃虚弱之症。

治以益气健脾、缓急止痛为法，方选四君子汤合小建中汤加减。四君子汤为益气健脾之基础方，小建中汤则为补益中焦而缓急止痛的常用方。《伤寒论》曰：“伤寒，阳脉涩，阴脉弦，法当腹中急痛，先与小建中汤。”《金匮要略·血痹虚劳病脉证并治》曰：“虚劳里急悸衄腹中痛……小建中汤主之。”本方重用芍药，配合和里缓急的饴糖，能甘益脾胃，甘缓中焦。饴糖记载于《名医别录》，“饴糖，味甘，微温。主补虚乏，止渴，去血”。“甘入脾”，故补益脾胃之药多有甘味（如大枣、人参等）。而饴糖是小麦等谷物发酵糖化而成，得谷气，补益之余又更和缓。《素问·脏气法时论》曰：“脾欲缓，急食甘以缓之。”饴糖因“味甘”而性缓，可“补虚乏”而生津“止渴”。芍药在《神农本草经》中记载其“味苦、平，主邪气腹痛，除血痹，破坚积，治寒热疝瘕，止痛，利小便，益气”。因此小建中汤中，芍药的用量加重，目的在于止痛，与甘草相配含芍药甘草汤之意，可缓解胃肠平滑肌痉挛。方中生姜、炙甘草、大枣补益胃气，桂枝温养血脉，令脾胃所生气血温养肠腑，故腹痛得解，诸症皆减。

第三节　乳腺癌围放疗期的治疗

放疗与中医学的病因“火毒”有相似之处，易伤阴耗气，可致气阴两虚、阴津亏虚、阴虚火毒等阴虚诸症[3, 4]。然阴虚之脏主要归于脾肾，故放疗早期多伤及脾阴，后期多损及脾肾两脏之阴。故乳腺癌围放疗期的治疗可从“补土生水”的角度考虑，补脾土资精血生化之源以益肾，脾肾得健，则津液生之有道，运之得宜。同时，整个治疗过程当以“内治为主、外治为辅”，对于火毒所致之皮损肉腐，可佐以土黄连液外敷、氧疗等行之有效的外治手段。

案例一　健脾清热法治疗放射性皮炎案

李某，女，58岁，2016年6月7日初诊。

主诉　左乳癌辅助放疗后皮肤红热疼痛伴溃疡1周。

现病史　2015年10月10日患者行左乳癌改良根治术，术后病理示左乳浸润性导管癌，组织学分级：2级，可见脉管癌栓，免疫组化结果：ER（−），PR（−），HER-2（3+），ki-67（20%+），腋窝淋巴结见癌转移（15/18），胸大小肌间淋巴结见癌转移（12/12），$pT_2N_3M_0$。术后完成8周期EC-TH方案辅助化疗，后按期续行曲妥珠单抗靶向治疗。并于2016年4月28日起行放疗，放疗中后期患者出现左侧胸壁皮肤潮红，1周前左胸壁近腋前出现皮肤溃破疼痛，渗液，无水疱，故来求诊。

刻下症　精神疲倦，左胸壁皮肤红热、疼痛，心烦，干咳无痰，咽干，无发热恶寒，纳眠欠佳，小便黄，大便秘结。舌红，苔黄，脉细。

查体　左胸壁皮肤潮红，肤温高，左胸壁近腋前处可见一大小约4.0cm×3.0cm的溃疡面，可见渗液，无水疱，无脓性分泌物。

辅助检查　血常规、生化、肝功、凝血等未见异常。

西医诊断　放射性皮炎（急性），左乳癌术后。

中医诊断　疮疡，乳岩。

中医证型　阴虚火毒。

治法　健脾养阴，清热解毒。

中药处方　金银花15g，太子参30g，茯苓15g，白术30g，枳壳15g，百合20g，知母15g，牡丹皮15g，赤芍15g，麦冬15g，沙参15g，生甘草10g。

共5剂，日一剂，水煎服。

外治法　每日以无菌生理盐水清洁创面，局部高流量喷氧，予土黄连液湿敷左侧胸壁皮肤潮红、溃疡处。

2016年6月12日二诊。

刻下症　患者精神好转，左胸壁皮肤热痛明显缓解，干咳减少，少许咽干，纳眠改善，小便可，大便偏干欠通畅。舌红，苔薄黄，脉细。

查体　左胸壁皮肤热痛明显减少，左胸壁皮肤肤色较前变暗，肤温不高，皮肤创面干爽无渗液，范围约3.0cm×2.0cm，局部组织水肿减轻，无水疱。

中药处方　太子参30g，茯苓15g，白术30g，枳壳15g，百合20g，山药20g，生地15g，玄参15g，麦冬15g，沙参15g，生甘草5g。

共5剂，日一剂，水煎服。

外治法方案同前。

2016年6月17日三诊。

刻下症　患者精神可，左胸壁皮肤红肿热痛缓解，无明显咽干、咳嗽，纳眠可，二便调。

查体　左胸壁皮肤肤色变淡，肌温不高，皮肤创面愈合。

按语

放射线作为一种“外伤”因素，多被认为是“火热毒邪”，其直接作用于放射野肌肤，可致热毒蕴积，耗伤阴津，腠理毛发不得濡养，则表现为放射野皮肤出汗减少、干燥、刺痒、脱屑及脱毛等；热毒入血，伤及营血，血失润泽，气血凝涩，经络受阻，不通则痛，则表现为放射野皮肤疼痛；火毒内盛，迫血行于脉外，局部津液运行失常，凝聚于此，则表现为放射野皮肤局部水肿及湿性脱皮等；若火毒炽盛，加之瘀血内阻，脉络受损，“热邪易致疮疡”，则可表现为放射野皮肤局部溃疡，甚者出血、坏死。《医宗金鉴》云：“痈疽原是火毒生，经络阻隔气血凝。”故放射性皮炎多属于中医学“疮疡”“火斑疮”“丹毒”范畴。而乳癌患者经过手术及放化疗治疗后，多见脾胃受损，水谷精微失于运化，难以充养血脉营阴，局部肌肤腠理不得荣养，则破溃难愈，契合于现代医学关于放射性皮肤损伤“创面难愈”理论，这也是放射性皮肤损伤与普通烫火伤的区别。

本案中放疗所致火毒过盛，引起热蕴肌腠，故见皮肤红热疼痛伴溃疡；热邪内传，津灼肺焦，故见咽干、干咳；阴液被灼，故见小便黄，大便秘结难解；热扰心神，可见心烦、眠欠佳；热扰脾胃，升降之枢纽受阻，故见纳欠佳。结合患者舌脉，故辨证为阴虚火毒，毒正盛治以清热解毒为法，方选金银花甘草汤加减。方中金银花甘草汤功擅清热解毒，为治疗痈肿疮疡之要药。百合、知母取“百合知母汤”之方义，此方为百合病发汗后主方，百合病的病机核心为虚热，胃中津液不足是其发病基础，故选百合甘寒养胃津，知母虽苦泻火却不伤津，共奏滋阴润燥除烦之功。方中亦取“异功散”之义，用太子参、沙参、麦冬益气养阴，用白术加强益气助运之力，白术重用并配伍枳壳取其健脾通便之效，同时茯苓甘淡渗湿健脾，以益气健脾，培土生津，阴液得复。佐以赤芍、牡丹皮，以达清热凉血、活血散瘀之功。

外治方面，选用土黄连液外敷及氧疗交替进行。土黄连液具有清热解毒、消炎抗菌的作用，还能改善局部微循环，提高组织修复能力及增强免疫功能等作用。局部氧疗可增加创面局部氧浓度，增加创面组织供氧，改善创面组织缺氧状况，使坏死组织氧化分解，促进正常组织细胞氧合，从而达到加快伤口愈合的目的[3]。二诊时，患者诸症缓解，结合舌脉，可知火毒大去，阴液未复，故在原方基础上，减金银花、生甘草、知母以防过于寒凉伤胃。患者仍大便偏干欠通畅，酌加玄参、生地启肾水以滋肠润燥，佐以山药补脾养胃生津，共起“增液”之功，以通腑气。三诊时，诸症已瘥，可知脾旺则津气得复，邪毒自除。

（毛思颖）

案例二 益气养阴法治疗放射性咽炎案

王某，女，34岁，2015年10月9日初诊。

主诉 右乳癌辅助放疗后咽痛3天。

现病史 2015年3月30日患者行右乳癌改良根治术，术后病理示右乳髓样癌，组织学分级：3级，免疫组化结果：ER（−），PR（−），HER-2（−），ki-67（90%+），腋窝淋巴结见癌转移（1/21），右胸大小肌间淋巴结见癌转移（1/1），$pT_2N_1M_0$。术后完成8周期EC-T方案辅助化疗。并于2015年9月21日起行放疗，3天前患者出现咽干咽痛，自行含服喉片后症状无缓解，遂来求诊。

刻下症　神疲，口干，咽痛，时有轻咳无痰，纳一般，心烦失眠，小便可，大便偏干。舌红，边有齿印，少苔，脉细。

查体　咽充血，双侧扁桃体无肿大。

辅助检查　血常规、胸片未见异常。

西医诊断　放射性咽炎（急性），右乳癌术后。

中医诊断　肺燥，乳岩。

中医证型　气阴两虚。

治法　益气健脾，养阴润肺。

中药处方 1　沙参 30g，玉竹 10g，生甘草 10g，桑叶 15g，麦冬 15g，党参 15g，天花粉 15g，白扁豆 20g，白术 20g，茯神 15g。

共 5 剂，每日一剂，水煎服。

中药处方 2　胖大海 10g，千层纸 5g，麦冬 15g。

共 5 剂，每日一剂，煮水代茶饮。

2015 年 10 月 14 日二诊。

刻下症　患者精神好转，口干，咽痛较前好转，轻咳减少，纳眠可，小便调，大便通畅。舌红，边有齿印，苔薄白，脉细。

查体　咽充血减少，双侧扁桃体无肿大。

中药处方 1　沙参 30g，玉竹 10g，炙甘草 10g，桑叶 15g，麦冬 15g，党参 15g，天花粉 15g，白扁豆 20g，白术 20g，茯神 15g。

共 3 剂，每日一剂，水煎服。

中药处方 2　胖大海 10g，千层纸 5g，麦冬 15g。

共 3 剂，每日一剂，煮水代茶饮

2015 年 10 月 17 日三诊。

刻下症　患者精神可，无明显口干，咽痛、咳嗽等不适，纳眠可，二便调。舌红，苔薄白，脉细。

查体　咽无充血，双侧扁桃体无肿大。

按语

放疗所利用的电离辐射被认为是火热毒邪，热毒在烧灼肿瘤毒邪的同时，也会耗伤人体津液。肺为娇脏，喜润恶燥，咽喉为肺之门户，阴亏则津液不能上承而见口干、咽痛；阴亏则脉络失濡，而导致肺热叶焦，肺失宣肃，故见干咳；阴亏肠燥，则可见大便偏干；阴津不足，无以充养心神，心神失养，故见心烦失眠；本案患者乳癌术后已行化疗，易致脾胃亏损，无以生化气血，加之火热毒邪伤阴耗气，故见疲倦，纳差；结合患者舌脉，可知为气阴两虚之证，应以“实则泻之，需则补之”为治则，方选沙参麦冬汤合四君子汤。

沙麦冬汤方载于清代温病学家吴瑭所著之《温病条辨》。方中沙参、麦冬均有滋阴润肺、清热生津之功，为保肺清金之要药；玉竹甘平，天花粉甘寒，共奏养阴润燥生津之效；扁豆、甘草益气培中，甘缓和胃；桑叶轻宣燥热，疏达肺络，共奏润肺清燥之效[5]。二诊时患者诸症缓解，守方续服，将生甘草改用炙甘草，以增温而补中之效。三诊时诸症已消，可知脾气得健，阴液得复。本案患者口干、咽痛、干咳等阴津亏虚症状明显，故治疗过程同时配合林毅教授自拟“玉液茶”[4]（胖大海、千层纸、麦冬）煮水代茶饮以增滋阴润肺、清肺利咽之效。胖大海味甘、淡，性凉，归肺、大肠经，功效清热润肺、利咽开音，润肠通便；千层纸，亦名木蝴蝶，味微苦、甘，性微寒，归肺、肝、胃经，功效利肝和胃，为治疗咽喉肿痛之要药；麦冬味甘、微苦，性微寒，肺、胃经，功擅养肺阴，清肺热。三药合用，能滋阴润肺，清肺利咽，标本兼治。“玉液茶”煮水代茶饮，具有“简、便、验、廉”的特点，更利于患者在放疗期间坚持服用，可有效地预防和缓解放射性咽炎。

（毛思颖）

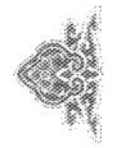

第四节　乳腺癌巩固期的治疗

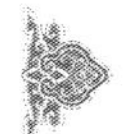

乳腺癌巩固期治疗的重点在于缓解内分泌治疗期间的常见不良反应，如骨质疏松、更年期综合征等。中医认为，内分泌治疗易导致肾-天癸-冲任-子宫轴的平衡失调，与肾、肝、心、脾、胃密切相关，而其中尤以脾肾为主，脾与肾是先后天互相依存的关系。先天之精依赖于后天脾胃运化水谷之精微充养。如骨质疏松症乃由于后天脾胃虚弱，运化失职，先天之精无以充养，势必精亏髓空，骨骼失养而致骨质疏松症，故在治疗上运用补土理论，健脾益气，以使气血生化有源，气旺则精足，精足则髓充，髓充则骨养。又如更年期综合征多因肾精不足、阴虚火旺，肾之阴阳虚衰，导致肝、心、脾诸脏功能失调而出现潮热汗出、失眠等症。治疗上当以平衡阴阳，调理诸脏为要，以温肾健脾、滋肾健脾、疏肝健脾等治法，均能取得比较好的疗效。

案例一　健脾养阴法治疗内分泌治疗相关潮热汗出案

黄某，女，47 岁，1998 年 10 月 8 日初诊。

主诉　乳腺癌术后 6 月余，潮热汗出一周。

现病史　患者于 1998 年 3 月 28 日在我院行右乳癌标准根治术，术后病理：右乳浸润性导管癌，ER（+），PR（±），淋巴结转移（17/18），$pT_2N_3M_0$（Ⅲc 期），术后半年内，完成了 9 周期 CMF 方案化疗，25 次放疗。后口服他莫昔芬（10mg，每日 2 次）内分泌治疗。末次月经为 1998 年 3 月 15 日，至今未潮。

刻下症　疲倦乏力，潮热汗出，腰膝酸软，五心烦热，眠差多梦，脱发，纳呆，大便烂，通畅。舌红，苔薄，脉细略数。

西医诊断　乳腺癌，类绝经综合征。

中医诊断　乳岩，经断前后诸证。

中医证型　脾肾亏虚，阴不敛阳。

治法　健脾补肾，滋阴潜阳。

中药处方　太子参 30g，山药 15g，茯苓 10g，白术 15g，女贞子 15g，菟丝子 15g，枸杞子 15g，山萸肉 15g，熟地 25g，丹皮 10g。

共 7 剂，日一剂，水煎二次，日服二次。

1998 年 10 月 16 日二诊。

刻下症　精神尚可，多汗，潮热较前好转，腰膝酸软，五心烦热，脱发，纳好转，眠一般，二便调。舌红，苔薄，脉细。

中药处方　太子参 30g，山药 15g，茯苓 15g，白术 15g，女贞子 15g，菟丝子 15g，枸杞子 15g，北芪 30g，山萸肉 15g，白花蛇舌草 30g，薏苡仁 30g，莪术 15g。

共 7 剂，日一剂，水煎二次，日服二次。

1998 年 10 月 24 日三诊。

刻下症　精神可，汗出减少，潮热改善，口干，纳眠可，二便调。舌淡红，苔薄白，脉细。上方续服。

此后，患者定期复诊，酌情辨证加减，坚持服用健脾补肾方、复康灵胶囊。于 2001 年监测性激素达到绝经水平，遂换用芳香化酶抑制剂行内分泌治疗 5 年。随访至今，患者每年进行一次全身检查，均未提示复发转移，健康状况良好。

按语

患者初诊时所见诸症，是因为患者本已年近半百，“年过四十，阴气自半”，加之手术治疗、化疗和放疗等耗气伤津，更致脾肾受损，阴津暗耗。虚则火无所制，而热证生矣。所以患者主诉可见潮热烘汗，五心烦热，失眠多梦等阴虚火动之证，河间所谓肾虚则热是也。

《脾胃论》中曰：“元气之充足，皆由脾胃之气无所伤，而后能滋养元气。若胃气之本弱，饮食自倍，则脾胃之气既伤，而元气亦不能充，而诸病之所由生也。”其进一步阐述了脾胃受损所导致肾主水的功能受影响的机理。所以本案所见肾精耗损、阴虚阳亢、热邪内生、扰乱心神等症，予单纯滋补肾阴未能达到良好的疗效，故治疗时一定要注重脾胃，以脾肾双补为法。方选四君合六味地黄汤加减。方中四君以太子参（若无内热者用党参）、茯苓、白术合山药益气健脾，扶助气血，顾护后天；六味地黄汤熟地、山萸肉，质润味厚，可滋阴；丹皮、泽泻，气味咸寒，可制阳光；并合女贞子、枸杞子、菟丝子以滋肾填精。全方滋少阴、调中土，水足则可以制火，故药后患者潮热汗出等症大减。

二诊后考虑患者乃乳腺癌复发转移高危患者，故治疗时考虑以健脾补肾为防治乳腺癌复发转移的基本法则。去熟地等滋腻之品，加大参芪用量以益气健脾，并考虑“无故自复者，以伏邪未尽”，故结合现代医学研究成果，重用具有抗癌作用的白花蛇舌草、薏苡仁、莪术，起到祛除余毒之功效。诸药合用，使正气得固，邪气得除。患者坚持治疗与复查，随访 20 余年，未见复发转移，生活质量明显提高。

（钟少文　张庆玲）

案例二　健脾补肾法治疗内分泌治疗相关失眠案

甘某，女，38 岁，2015 年 7 月 20 日初诊。

主诉　乳腺癌术后 1 年余，失眠半年。

现病史　患者于 2014 年 5 月 22 日外院行右乳癌改良根治术，术后病理示右乳浸润性导管癌，伴高级别导管内癌，免疫组化：ER（70%），PR（–），Her-2（–），Ki-67（20%），Luminal B 型，术后患者拒绝行化疗，口服他莫昔芬内分泌治疗。末次月经：2015 年 6 月下旬。

刻下症　精神疲倦，近半年来严重失眠，服安眠药始能入睡。抑郁不畅，胸闷善太息，心烦心悸，恍惚多梦，易悲伤哭泣，口苦，口腔溃疡，月经先后不定期，量少，舌淡红苔薄黄，脉弦细。

西医诊断　乳腺癌，睡眠障碍。

中医诊断　乳岩，不寐。

中医证型　脾肾两虚。

治法　疏肝解郁，养血安神。

中药处方　丹栀逍遥散合甘麦大枣汤加减。

丹皮 10g，栀子 10g，当归 10g，白芍 10g，生地、熟地各 10g，柴胡 10g，白术 10g，茯苓 15g，炙甘草 5g，生麦芽 60g，大枣 10 枚，菖蒲 10g，远志 10g。

共 14 剂，每日一剂，水煎二次，日服二次。

2015 年 8 月 4 日二诊。

刻下症　神清，精神稍倦，自觉整个人变轻松，压抑感减，睡眠较前好转，仍诉多梦，二便调。舌淡红，苔白，脉弦细。

中药处方　续原方，去丹皮、栀子，加龙骨、牡蛎、珍珠母各 30g，以重镇安神。共 14 剂。

外治法　中药沐足（上方药渣再煮，睡前沐足）。

后患者不适症状明显减轻，渐停安眠药可得安睡。偶有情绪刺激病症反复，继续药物治疗后可改善。现仍维持内分泌治疗。

按语

失眠是严重影响乳腺癌患者生活质量的常见问题之一，尤其是在内分泌治疗期间，由于内分泌治疗的药物可抑制性激素的分泌，导致体内激素水平明显下降，从而出现一系列潮热盗汗、失眠、关节疼痛等症状，影响了患者的情绪和生活质量，甚至可导致内分泌治疗的终止。失眠多见于中医学“不寐”“百合”等疾病范畴。

妇人善怀，而肝气常郁。本案患者为年轻女性，平素本已有精神紧张史，加之确诊为乳腺癌及手术打击，更使肝气不舒。气有余便是火，火灼肝阴，而使气郁、热结，则血阴为之不足。夫气血者，阴与阳也。气血不调，则阴阳乖戾，心肝血燥，则神魂不安，而失眠少寐证则油然而生，并见心烦心悸、恍惚多梦、口苦、口腔溃疡等火热上冲之象。肝郁横克脾土，脾胃受损，故见纳食不香；肝气不疏，营阴不足故神失所养，抑郁不畅，喜悲易哭。因此方选丹栀逍遥散合甘麦大枣汤以疏肝解郁，养血安神。丹栀逍遥散方中柴胡疏肝而开郁，理气以宣热；当归、白芍补血平肝而润燥；牡丹皮、栀子清三焦浮游之火，平肝凉血以制阳亢；白术、茯苓健脾利湿，以安神魂；薄荷升清阳以透木郁，煨姜健胃气以化浊阴。

甘麦大枣汤记载于《金匮要略》，“妇人脏躁，喜悲伤欲哭，象如神灵所作，数欠伸，甘麦大枣汤主之”。《成方切用》曰：“灵枢曰：胃病善伸数欠颜，则知燥气侵胃，为欠伸。但使肝气津润，君火不亢，则脏阴不燥，何致乘肝侵胃。今令悲伤欠伸，其肝阴之热可知，心肺之热亦可知，故以甘麦大枣汤主之。”两方合用则疏肝解郁，补血清热，培土伐木，调和阴阳，通利三焦，而交通心肾。故药后失眠诸症明显改善，效如桴鼓。

二诊患者火热攻冲之象减，故去丹栀，仍有夜眠多梦之不适，故加龙牡、珍珠母以平肝潜阳、重镇安神，患者症状渐减，渐至停用安眠药可得安睡。

（谢枫枫　王海珠）

案例三　健脾补肾法治疗内分泌治疗相关骨关节疼痛案

钱某，女性，58岁，2010年11月10日初诊。

现病史　2010年2月患者于我院行左乳癌改良根治术，术后病理示左乳浸润性导管癌，ER（+++），PR（+++），CerbB2（−），淋巴结转移（2/18），$pT_2N_1M_0$（IIb期），术后半年内完成化疗、放疗。现口服来曲唑行内分泌治疗，同时补充钙剂、阿法骨化醇。

刻下症　精神可，全身骨关节酸痛，腰膝酸软，纳可，心烦难眠，时有头痛，口干，耳鸣，五心烦热，二便调。舌红，苔少，脉细。

西医诊断　乳腺癌，骨质疏松。

中医诊断　乳岩，骨痿。

中医证型　肝肾阴虚。

治法　健脾补肾，滋阴清热。

中药处方　左归丸加减。

熟地 20g，怀山药 15g，山茱萸 15g，枸杞子 15g，菟丝子 15g，杜仲 15g，龟板胶 15g（烊化），鹿角胶 15g（烊化），黄柏 5g，知母 15g，补骨脂 15g，骨碎补 15g，白术 15g，茯苓 15g，牛膝 10g，川断 15g。

共 14 剂，每日一剂，水煎两次，分两次服用，上午 8～9 时、下午 2 时各服一次。

外治法　每晚 8 时沐足，同时按压太冲、行间、神门穴，沐足后配合劳宫穴拍打涌泉穴。

2010 年 11 月 24 日二诊。

刻下症　精神可，潮热，骨痛减轻，腰膝酸软，纳可，夜眠改善，口干，耳鸣。舌红，苔薄白，脉细。

中药处方　继服前方。

继续治疗 2 周后，骨痛明显好转，仍有腰酸膝软、耳鸣、潮热等肝肾阴虚症状，继续予知柏地黄丸口服滋阴清热，1 个月后潮热症状较前减轻，腰酸改善。

按语

骨质疏松症为绝经后女性内分泌治疗的常见副作用之一，常表现为骨关节痛，腰膝酸软无力，运动弛缓，属于中医学“骨痿”范畴。骨的生长健壮与骨髓的充养有着密切关系。古籍记载，“肾之合，骨也”“肾藏骨髓之气也”“肾主骨，生髓”；《丹溪心法》曰：“肾虚受之，腿膝枯细，骨节酸疼，精走髓空。”总之，骨质疏松的中医病机以肾虚为本。

而脾与肾，就是先后天互相依存的关系，两者互相资助，相互促进，共同维持人体的生命活动，《景岳全书》曰：“人之始生，本乎精血之源；人之既生，由乎水谷之养。非精血，无以立形体之基；非水谷，无以成形体之壮……是以水谷之海本赖先天之主，而精血之海又必赖后天为资。”足以证明人体骨骼、肌肉的壮健，有赖于脾与肾相互资生。脾的运化全赖于脾之阳气的作用，但脾阳需依赖于肾阳的温煦才能强盛；肾藏精，但肾精必须得到脾运化的水谷精微之气不断资生化育，才能充盛不衰，促进骨骼、腰膝的壮健。若肾脏亏虚，脾脏失养。脾虚则气血生化无源，肾精不能资生化育，无法濡养骨骼，故见全身骨关节酸痛，腰膝酸软。治疗上，“补肾壮骨、健脾益气、活血通络”为原发性骨质疏松症的治疗原则。该患者年近花甲，心烦难眠，口干，耳鸣，五心烦热，舌红，苔少为肝肾阴虚之象。乙癸同源，肾精不足，一则无以濡养肝肾，二则致骨髓不充，筋骨失养，则骨痿不用，故见骨痛、腰膝酸软。治疗上以填精益肾为法，又如古医家李杲云“其治肝心肺肾有余不足，或补或泻，惟益脾胃之药为切”。兼以健脾补气，以后天濡养先天，故予左归丸加减，方中重用熟地滋肾填精，大补真阴；山茱萸养肝滋肾，涩精敛汗；白术、怀山药补脾益气，并助运化以使补而不腻；枸杞子补肾益精，养肝明目；龟、鹿二胶，为血肉有情之品，峻补精髓，龟板胶偏于补阴，鹿角胶偏于补阳，在补阴之中配伍补阳药，取“阳中求阴”之义；菟丝子、杜仲、补骨脂、骨碎补益肾壮阳、强筋健骨；川断、牛膝活血通络，牛膝兼有引药下行之效；黄柏、知母清泻相火；诸药合用共奏补益肝肾、健脾益气、强筋健骨之效。二诊时患者骨痛减轻，夜眠改善，但仍有潮热、腰酸膝软、耳鸣等阴虚之证，故予知柏地黄丸滋阴清热。

（钟少文　张庆玲）

案例四　健脾通络法治疗内分泌治疗相关骨关节疼痛案

何某，女，59岁，2016年1月11日初诊。

主诉　双手关节疼痛、晨僵2年余。

现病史　患者于2013年3月29日行右乳单纯切除+右腋下前哨淋巴结活检术，术后病理：（右乳内侧肿物）浸润性导管癌，伴小灶微乳头状癌特征，肿物大小0.6cm，免疫组化 ER 70%（+），PR 90%（+），Her-2（−），ki-67 5%（+），SLN 0/3，分期 pT_1bN_0（sn）M_0，术后完成化疗，2013年8月上旬开始口服来曲唑片（弗隆）2.5mg，每天一次，内分泌治疗至今，其间定期全身复查。

刻下症　体型肥胖，精神疲倦，面色萎黄，双手关节疼痛，酸痛为主，麻木，晨僵，活动后症状稍减轻，口中痰涎多，呈清水样，胃纳欠佳，眠浅，易醒，大便溏，不成形，1～2次/天，小便调。舌质淡，边有齿印，舌苔白，脉细弱。

西医诊断　乳腺癌内分泌治疗相关骨丢失。

中医诊断　痹证，乳岩。

中医证型　脾虚湿盛，痰瘀阻络。

治法　祛湿化痰，和胃通络。

中药处方　北芪15g，山药15g，茯苓15g，白术30g，薏苡仁30g，牛膝15g，陈皮15g，法半夏10g，白芥子10g，桂枝10g，羌活15g，炒麦芽20g，炒稻芽20g，鸡内金20g。

共10剂，每日一剂，水煎二次，日服二次。嘱患者将药渣加热外敷患处。

2016年1月20日二诊。

刻下症　双手关节疼痛较前减轻，但仍有麻木，晨僵，胃纳改善，大便质软，可成形，1～2次/天，舌质淡，边有齿印，舌苔白，脉细。继服前方治疗1个月，关节疼痛及麻木明显好转，随访至今亦未出现复发转移。

按语

患者素体肥胖，为脾虚湿盛之体质，加之手术及化疗药物对脾胃的再次打击，使脾胃虚损，气血生化乏源，筋骨肌肉失养，故见关节酸痛；脾胃虚弱，运化失职，气机升降失调，津液输布失常，痰湿内生，故见泛吐痰涎，便溏，不思饮食；痰湿阻于经络，经气不通，亦加重关节疼痛症状。湿性缠绵，故痹证迁延难愈。

舌边有齿印，苔白，脉细弱为痰浊留滞中焦之象。

李中梓所著的《医宗必读》曰："……治着痹者，利湿为主，祛风解寒亦不可缺，大抵参以补脾补气之剂，盖土强可以胜湿，而气足自无顽麻也。"可见湿邪是导致痹证的主要因素，而脾虚又是痹证发病的关键，皆因湿邪易伤脾阳，脾虚又会导致湿邪内生，互为因果。本例病案，治以祛痰为主，不忘固中，方中白芥子、法半夏、陈皮行气、祛湿、化痰，羌活、牛膝通络而利关节，桂枝温通血脉，使气血运行，经络畅达，通则不痛；白术、山药健脾益气，茯苓、薏苡仁利湿化浊，炒麦芽、炒稻芽、鸡内金消食和胃；诸药合用，令痰化、瘀散、痹通，故诸症渐消。

（方　琛　佃丽萍）

案例五　养血安神法治疗内分泌治疗相关失眠案

王某，女，42岁，2014年6月24日初诊。

现病史　2013年5月17日在外院行左乳癌改良根治术，术后病理：浸润性导管癌，LN 1/16，免疫组化显示ER（+），PR（+），Her-2（−）。在外院行CEF化疗6次，放疗25次，后行诺雷得及他莫昔芬治疗。

刻下症　失眠健忘，伴潮热汗出，盗汗明显，手足心热，口干。舌红，苔少，脉细数。

西医诊断　乳腺癌；睡眠障碍。

中医诊断　乳岩，不寐。

中医证型　阴虚血少，心神不安。

治法　养血安神，滋阴清热。

中药处方　黄芪30g，茯苓15g，生地12g，天冬15g，麦冬15g，酸枣仁30g，柏子仁12g，远志12g，玄参12g，五味子10g，鳖甲15g（先煎），知母12g，赤芍12g，丹参12g，浮小麦30g，糯稻根30g，芦根30g，百合12g，夜交藤30g，合欢花15g。

共7剂，每日一剂，水煎二次，日服二次。

2014年7月1日二诊。

刻下症　睡眠质量明显改善，潮热盗汗减轻，手足心热，口干缓解。舌红，苔少，脉细数。

上方随症加减，服药3个月。

2014年10月随访，症状基本消失，按时按量进行内分泌治疗，生活质量良好。

按语

本医案中患者因内分泌治疗后出现失眠，中医辨证以阴血亏虚为主，其病因有二：一则妇女经历经、孕、产、乳，数伤于血，易处于“阴常不足，阳常有余”的状态，加之使用内分泌药物后，肾精耗损，天癸竭；二则术后放疗进一步耗伤阴液，放射线为热毒之极品[6]，最易耗气伤津灼液，加之心理负担过重，悲伤不节，暗耗阴血，更致脏阴亏虚，进一步耗气伤阴，阴亏则虚热内生，终致气阴两亏，阴虚内热，虚热内扰，水火不济，故心神不安，所致失眠，并见潮热汗出、盗汗明显、手足心热、口干等阴虚内热之证。乳腺癌病因包含正虚邪实两端，其复发转移的内在原因是正虚，因此其治疗应以扶正为主，即所谓“正气存内，邪不可干”“壮者气行则已，怯者着而成病”。又“胃为十二经之海，十二经皆禀血气，滋养于身，脾受胃之禀，行其气血也，脾胃既虚，十二经之邪不一而出”“夫脾胃不足，皆为血病”，因脾胃为气血之源，脾胃亏虚则阴血生化不足，则心肾无所养，出现失眠之症。故治疗本案之失眠，应将辨病与辨证有机结合，标本兼治，益气以养血安神，滋阴以治虚火之热。

本案方药以益气养血之黄芪为君，配合茯苓健脾安神，取李杲“善治病者，惟在调和脾胃”之意，促脾胃运化，使补而不腻。方中黄芪味甘，微温，归肺、脾经，为补气之要药，内可大补肺脾之气，升阳举陷，外可益卫固表，令邪不可犯；生地甘寒，入肾能滋阴，入心能养血；天冬、麦冬滋阴清热：酸枣仁、柏子仁、远志、夜交藤养心安神；五味子之酸以敛心气，助茯苓、远志以安心神；丹参清心活血，赤芍清热凉血，两者合用，使补血药补而不滞，则心血易生；玄参滋阴降火；知母清热泻火，还可滋阴润燥；鳖甲滋阴清热、平肝潜阳，软坚散结；浮小麦甘凉，养心气而安神，更有固表止汗之效；百合、合欢花以疏肝安神，全方共奏养血安神、滋阴清热之功，对内分泌治疗后阴血亏虚所致失眠有良好的疗效。

（刘 丹）

案例六 温肾补土法治疗内分泌治疗相关失眠案

梁某，女性，46岁，2018年9月10日初诊。

现病史 患者于2018年2月行右乳单侧切除术+右腋窝淋巴清扫术，术后病理：右乳浸润性导管癌，$pT_1cN_1M_0$。免疫组化示ER（60%+），PR（2%+），Her-2（1+），Ki-67（30%+）。术后半年内完成化疗（方案为 TC×4）、放疗。现口服枸橼酸托瑞米芬内分泌治疗。

刻下症 神疲，畏寒，平素怕冷，四肢不温，出汗多，纳可，大便干，不畅，夜尿频，每晚3～4次，入睡困难，易醒。舌胖大，舌质淡红，水滑苔，脉细。

西医诊断 乳腺癌；睡眠障碍。

中医诊断 乳岩，不寐。

中医证型 脾肾阳虚。

治法 温肾补土，健脾祛湿。

中药处方 熟地 15g，怀山药 15g，茯苓 20g，党参 15g，白术 30g，牡丹皮 10g，山萸肉 15g，桂枝 20g，熟附子 5g，肉桂 6g（焗服），泽泻 20g，猪苓 20g，枳实 10g，白芍 20g，黄芪 30g。

共 14 剂，每日一剂，水煎两次，日服两次。

2018 年 10 月 9 日二诊。

刻下症 患者精神可，无疲乏感，入睡困难、怕冷症状均较前有所改善，大便通畅，出汗较前减少，仍有手足不温、夜尿多。舌胖大，舌质淡红，苔薄白，脉细。

中药处方 继服前方。

1 个月后夜尿减少，手足不温较前明显减轻。患者于我院门诊随诊，并定期复查，现随访近半年余，规律服药，其间治疗方药仍以肾气丸为基本方加减，复查无复发转移征象，随访诉精神明显改善，纳眠可，二便调。

按语

内分泌治疗是激素受体阳性的乳腺癌患者术后辅助治疗的重要手段之一，但该疗法会带来一系列副作用，这些由雌激素缺乏导致的症状称为类围绝经期综合征。失眠是类围绝经期综合征的主要症状之一。《灵枢·大惑论》曰：“卫气不得入于阴。常留于阳，留于阳则阳气满，阳气满则阳跷盛，不得入于阴则阴气虚，故目不瞑矣。”本案中患者因内分泌治疗出现失眠表现，主要责之于阴气亏虚，阳气不得入阴，阴阳不交。而《四圣心源》中提及：“四象即阴阳之升降，阴阳即中气之浮沉……不过中气所变化耳。”脾胃为气机升降的枢纽，心火下温肾水、肾水上济心火，均需要通过中焦的升降枢纽，才能水火既济、阴阳和合、神安而寐。本案患者历经手术、化疗、内分泌治疗等打击，损伤脾胃，天癸耗竭，先天、后天俱损，中土气机升降失调，营卫不和、水火不济、阴阳不交而不寐。因此本案治疗的关键在于通过补益中焦滋养营阴，恢复气机升降，调和营卫。

方选肾气丸合五苓散、枳术丸加减，非单纯运用温补之品，而是补中有泄，寓泄于补，一些用药如泽泻、猪苓等看似寒凉，但不离补土宗旨。本案处方中最大的特点是重用黄芪一药，加大建中之力，中气健运，中宫斡旋，一气周流，升降条畅则身体安和。处方以肾气丸为主温肾暖土，取“阴中求阳、少火生气”之意，方中熟地入肾滋补肾阴，以生营阴；党参、怀山药、山萸肉补脾肾、益精血；茯苓、泽泻、猪苓降泄肾浊；牡丹皮清虚热而行血；佐以少量熟附子、肉桂温肾助阳、行水化气；白芍、桂枝配伍调和营卫，益阴敛营；白术益气健脾祛湿，枳实下气化滞、消痞除满，枳实与白术配伍，一升清、一降浊，正合“脾宜升则健，胃宜降则和”之理。纵观全方，共奏温肾补土、健脾祛湿之功。

（刘 丹 佃丽萍）

第五节　晚期乳腺癌的治疗

案例一　健脾补肾法治疗乳腺癌局部复发案[4]

本案出自《林毅乳腺病学术思想与经验心悟》。

李某，37岁，2010年8月16日初诊。

主诉　左乳癌术后2年，发现左胸壁肿物10天。

现病史　患者于2008年7月因左乳癌在我院行左乳癌改良根治术，术后病理示左乳浸润性导管癌，肿瘤大小3.5cm×2.5cm，ER、PR均阴性，Her-2（+），淋巴结（3/17），术后完成放化疗（6周期TAC方案化疗、30次局部放疗），无内分泌治疗。10天前发现左胸壁肿物，患者未行手术切检。在外院行NP方案化疗，左胸壁肿物无缩小。遂至我科门诊。

刻下症　患者自觉结节周围皮肤灼热感，纳一般，眠差，二便调，舌苔黄腻，脉弦数。

查体　左胸壁可见数枚直径约1cm的结节，触之质硬，局部皮肤泛红，无渗血渗液。

西医诊断　左乳癌术后局部复发。

中医诊断　乳岩。

中医证型　正虚毒炽。

治法　健脾益气，补肾生髓，抗癌解毒。

中药处方　北芪30g，太子参30g，白术15g，女贞子15g，菟丝子15g，枸杞子15g，肉苁蓉15g，茯苓15g，薏苡仁30g，沙参15g，莪术30g，半枝莲30g。

共14剂，每日一剂，水煎两次，分两次温服。

另予复康灵胶囊，每次4粒，每日3次，餐后温水送服。槐耳颗粒，每次1包，每日3次，温水冲服。

外治法　金黄散水蜜膏外敷左胸壁，每日一次。

2010年8月30日二诊。

刻下症　皮肤灼热感明显好转，纳尚可，睡眠改善，二便调，舌苔黄腻，脉弦数。

查体　左胸壁结节局部皮肤泛红明显好转，接近正常肤色，无渗血渗液。

中药处方　上方继服14剂。

继续口服槐耳颗粒、复康灵胶囊。

外治法　继续外敷金黄散水蜜膏。

随访6个月局部恢复较好，左胸壁数个肿物明显缩小，直径约0.5cm，余部位未见复发转移。

按语

乳腺癌局部复发是指在手术侧的乳房、胸壁、腋窝淋巴结的复发。局部复发通常是乳腺癌治疗失败的第一征象，其发生率为5%～30%。乳腺癌术后的局部复发与很多因素有关，其中初诊时乳腺原发病灶的局部侵犯情况和腋窝淋巴结受累情况是最重要的影响因素。中医学认为，本病当责之于脾肾亏虚，局部生湿化痰成肿物。急则治其标，故先予局部金黄散外敷清热解毒，缓解新发结节增大，后乃治其痼疾也。正所谓"养正积自除"，故防治乳腺癌复发转移应强调扶正，"扶正为主，祛邪为辅"，结合乳腺癌复发转移的病因病机，亦当要标本兼治。而正气亏虚，首当责之于脾肾，肾为先天之本，真阴真阳所藏之处，脾土为后天之本，气血生化之源，可补益先天之不足，故复发后期治疗尤重于补土，以人瘤共存为治疗目标。故方中太子参、茯苓、白术、北芪益气健脾，扶助气血，顾护后天，使气血生化有源，灌溉五脏六腑。"卒然外中于寒，若内伤于忧怒，则气上逆，气上逆则六输不通，温气不行，凝血蕴里而不散，津液涩渗，著而不去，而积皆成矣"。积之所生，责之于寒，故采用菟丝子温补肾阳，加女贞子、枸杞子以滋补肾之阴精，而达阴阳并补，调摄冲任，补而不滞，固摄先天之效。"无故自复者，以伏邪未尽"，故在治疗中还兼顾余毒的祛除，结合现代医学研究成果，用薏苡仁、莪术以抗癌解毒。患者随访6个月见肿物明显缩小，提示治疗法则之效，故暖土温肾，抗癌解毒，尤重补土为术后复发长期治疗之根本，如此正气得固，祛邪外出，防止或延缓癌肿复发转移，达到人瘤共存的目的。

（仉　玮　刘　丹）

案例二　清肝利湿法治疗乳腺癌肝转移案[4]

本案出自《林毅乳腺病学术思想与经验心悟》。

张某，47岁，2009年11月25日初诊。

主诉　右乳癌术后3年，发现肝内占位1个月。

现病史　患者于2006年9月因右乳癌在我院行右乳癌改良根治术，术后病理示右乳浸润性导管癌（$T_3N_2M_0$），ER、PR均阴性，Her-2（3+），淋巴结（5/16），术后完成放化疗（6周期TAC方案化疗、30次局部放疗），无须内分泌治疗，2009年10月初复查，肝脏B超及上腹部CT：肝脏多发转移灶。此后病情迅速恶化，全身情况差。患者拒绝西医化疗，要求纯中医治疗。

刻下症　面色暗黄，目珠黄染，胁痛腹胀，纳少呕吐，大便秘结，小便黄。舌暗红，苔黄腻，脉弦细。

查体　恶病质，面目发黄，腹水征（+）。

西医诊断　右乳癌术后肝转移。

中医诊断　乳岩。

中医证型　土壅木郁，湿热瘀阻。

治法　清肝利湿，健脾祛瘀，抗癌解毒。

中药处方　茵陈蒿汤合六君子汤加减。

茵陈 30g，山栀子 15g，大黄 10g（后下），党参 15g，茯苓 15g，白术 50g，怀山药 15g，延胡索 15g，白花蛇舌草 30g，徐长卿 30g，莪术 30g，鸡血藤 30g。

共 7 剂，每日一剂，水煎两次，日服两次。

2009 年 12 月 2 日二诊。

刻下症　无呕吐，胃纳、腹胀好转，大便调，仍有面目发黄，胁痛，小便黄。舌暗红，苔薄黄略腻，脉弦细。

查体同前。

中药处方　效不更方，上方继服 14 剂。

2 周后电话随访，诉诸症减轻。

按语

乳腺癌患者首期治疗时大多采用了放疗、化疗，正气重创，脏腑失调，癌毒易乘虚乖张，终致转移。肝脏“体阴而用阳”，为“血之府库”，具有“藏血”功能，《素问·五脏生成》云：“故人卧血归于肝。”王冰注释曰：“肝藏血，心行之，人动则血运于诸经，人静则血归于肝藏。何者？肝主血海故也。”血藏于肝，肝内血行必缓，血行缓则有利于癌毒“留著于脉，稽留而不去，息而成积”，此为转移癌灶发生于肝的原因。

中医学认为，病因与先天不足、情志不畅、起居不节、饮食不调、感受外邪等方面相关，是多种因素共同作用的结果。病机主要为土壅木郁，湿浊中阻，郁久化热，痰凝血瘀，属正虚邪实。《临证指南医案》记载：“阴黄之作，湿从寒化，脾阳不能化湿，胆液为湿所阻，渍于脾，浸润于肌肉，溢于皮肤，色如熏黄。阴主晦，治在脾。”《灵枢》曰：“积之所生，得寒乃生。”机体阴阳失调，脾阳不足乃病之本，而湿浊、痰毒、血瘀属病之标，互为因果，因虚致积，因积益虚，久则积渐而体更虚。临床常表现为脾失运化的胃肠道反应，如腹胀、腹水、食少纳呆、恶心，甚则出现恶病质状态，治宜攻补兼施。脾土为仓廪之官、后天之本，气血生化之源，扶正尤重补益脾土，方中茯苓、白术、怀山药当健脾益气，重用白术可增强健脾润肠通便之功，六君子汤补其脾胃之本。予茵陈蒿汤治其湿热、痰浊、血瘀之标，现代研究发现，茵陈蒿汤具有保肝、利胆、退黄之用，茵陈蒿汤方中茵陈、山栀子、大黄等清热利湿，以减轻其面黄、胁痛等症状。方中再结合现代医学研究成果，重用白花蛇舌草、徐长卿、莪术、鸡血藤以活血化瘀、抗癌解毒。上药合用，使正气得固，瘀毒得清，故服药 3 周症状即明显减轻，足见攻补兼施这一治则的重要性。

（仉　玮　刘　丹　郭　莉）

案例三　培土生金法治疗乳腺癌肺转移案[4]

本案出自《林毅乳腺病学术思想与经验心悟》。

蔡某，女，46岁，2007年8月22日初诊。

主诉　左乳癌术后10年。

现病史　患者于1997年因左乳癌在我院行左乳癌标准根治术，术后病理示左乳浸润性导管癌（$T_2N_2M_0$），ER、PR均阳性，当时未行Her-2检测，术后完成放化疗（6期CMF方案化疗、30次局部放疗）及5年他莫昔芬内分泌治疗（10mg，每天2次）。2007年8月初复查胸片可见双肺结节，后进一步行胸部CT提示双肺散在多发小结节，结合病史，考虑双肺转移癌。

刻下症　精神稍疲倦，诉平素易乏力，无咳嗽咯痰，无胸闷胸痛，无发热及潮热出汗等不适，纳稍差，眠一般，二便调。舌淡红，苔白，脉细。

查体　左乳缺如，左胸壁见一长约17cm陈旧性手术瘢痕，愈合良好，无皮下积液。右乳、右腋下及双侧锁骨上窝均未触及肿大淋巴结。双肺呼吸音清，未闻及明显干湿啰音及痰鸣音。

西医诊断　左乳癌术后双肺转移。

中医诊断　乳岩。

中医证型　脾肺气虚，余毒未清。

治法　健脾补肺，扶正祛邪。

中药处方　金荞麦30g，百合30g，白花蛇舌草30g，鱼腥草30g，黄芪30g，怀山药15g，茯苓15g，生白术15g，桑白皮15g，桔梗10g，女贞子15g，炒麦芽15g，炒谷芽15g，党参15g。

共14剂，每日一剂，水煎二次，日服二次。

同时予复康灵胶囊，每次4粒，每日3次，餐后温水送服。槐耳颗粒，每次1包，每日3次，温水冲服。

2007年9月6日二诊。

刻下症　疲倦较前好转，仍乏力不适，纳眠可，小便调，大便偏烂，日1～2次。舌淡，边齿痕，苔薄白，脉细。

中药处方　上方去桑白皮，生白术易炒白术15g，加砂仁10g（后下），生姜3片，大枣3枚。共14剂，每日一剂，水煎二次，日服二次。

中成药同前。

患者一直在我院门诊随诊，并定期全身复查，至2011年随访4年余，规律服药，其间治疗方药以上方为基础随症加减，复查双肺病灶稳定，无明显变化，余部位未见复发转移。后该患者因回老家而失访。

按语

乳腺癌复发转移的病机乃正气亏虚、余毒未清，正气亏虚是乳腺癌复发转移的先决条件，而癌毒蛰伏是复发转移的关键因素，血瘀内阻为复发转移的重要条件。治疗中首重治本，扶正固本以祛邪，扶正尤重脾肾，正如《景岳全书》云："脾、肾不足，及虚弱失调之人，多有积聚之病。"故治疗当补益先天、后天之本，使机体阴阳平和协调而御邪于外。本病主为脾病，四肢不能禀水谷气，无气以生，气日以衰，故疲倦乏力，纳差，便溏，"脾气散精，上归于肺"，脾肺为母子之脏，土不生金，水道通调不畅，则积聚丛生。治当健脾补肺，方中金荞麦、百合、鱼腥草、桑白皮补肺养阴，加以桔梗作为引经药；"气虚之处便是癌瘤之所"，土不生金，故重用培土生金之药可达补益肺气之功，故茯苓、生白术、党参四君子汤基础上加怀山药；佐炒麦芽、炒谷芽以升清降浊，补而不滞；结合现代科学研究成果，另辅以白花蛇舌草、莪术等以抗癌解毒。二诊患者大便偏烂，舌边齿痕，故于上方中去苦泄之桑白皮，将生白术易为炒白术 15g，再加砂仁 10g（后下）以健脾和中，嘱患者加入生姜、大枣顾护中焦。本方虚实兼顾，培土生金，以平衡调治为宗旨，注重调整患者整体机能状态，使其逐步恢复协调平衡，故能改善症状，提高患者生活质量，实现带瘤生存的目的。

（仉 玮 刘 丹 郭 莉）

案例四 健脾补肾法治疗乳腺癌骨转移案[4]

本案出自《林毅乳腺病学术思想与经验心悟》。

刘某，女，50 岁，2009 年 10 月 16 日初诊。

主诉 右乳癌术后 2 年，发现髋骨转移 1 周。

病史 患者于 2007 年 9 月因右乳癌在我院行右乳癌改良根治术，术后病理示右乳浸润性导管癌（$T_2N_1M_0$），ER、PR 均双阳，Her-2（3+），淋巴结（2/16），术后完成放化疗（6 周期 CEF 方案化疗、30 次局部放疗）及近 2 年他莫昔芬内分泌治疗（10mg，每日 2 次）。2009 年 10 月初复查骨 ECT：左侧髋骨局部异常浓聚，考虑乳腺癌髋骨转移。行髋部 CT 提示左侧髋骨处骨质破坏。并给予择泰治疗（28 天/次），已行 1 个周期。患者仍有月经来潮，外院建议患者改用手术去势+芳香化酶抑制剂治疗，患者拒绝。遂至我科就诊。

刻下症 精神疲倦，左侧髋骨处疼痛，行走时加重，四肢不温，纳眠欠佳，夜尿多，大便调。舌淡，苔白腻，脉沉细。

西医诊断 右乳癌术后骨转移。

中医诊断 乳癌，骨瘤。

中医证型 脾肾两虚，痰凝筋骨。

治法 补益脾肾，温化寒痰。

中药处方 自拟三骨汤合六味地黄汤加减。

透骨草 15g，骨碎补 15g，补骨脂 15g，怀山药 15g，茯苓 15g，丹皮 15g，泽泻 10g，山萸肉 15g，熟地 15g，女贞子 15g，黄芪 30g，白花蛇舌草 20g，枸杞子 15g。

共 7 剂，每日一剂，水煎二次，日服二次。

复康灵胶囊，每次 4 粒，每日 3 次，餐后温水送服。

槐耳颗粒，每次 1 包，每日 3 次，温水冲服。

2009 年 10 月 23 日二诊。

刻下症　病情稳定，左侧髋骨处疼痛稍有好转，四肢不温，纳眠欠佳，夜尿多，大便调。舌淡，苔白腻，脉沉细。

中药处方　继服上方 14 剂；继续口服槐耳颗粒、复康灵胶囊。

诸症渐缓，继续服药 6 个月。其间 3 个月随访时，患者左髋骨疼痛已消失，纳眠可，二便调。6 个月后复查骨 ECT 提示病灶稳定与前片对比未见进展。髋部 CT 显示左侧髋部骨质破坏有所好转。

按语

乳腺癌骨转移按其临床表现可归属于中医学“骨瘤”“骨蚀”“骨疽”“骨痹”“顽痹”等范畴。《灵枢·刺节真邪》指出“虚邪之入于身也深，寒与热相搏，久留而内著，寒胜其热，则骨疼肉枯，热胜其寒，则烂肉腐肌为脓，内伤骨，内伤骨为骨蚀”。《外科枢要》曰：“若劳伤肾水，不能荣骨而为肿瘤……名为骨瘤，随气凝滞，皆因脏腑受伤，气血和违。”其指出骨瘤是久病气虚、邪气内结于骨而形成，其病机不外乎“不荣则痛”“不通则痛”两个方面。《素问·六节藏象论》云：“肾者，主蛰，封藏之本，精之处也，其华在发，其充在骨。”表明肾与骨关系密切；脾胃乃仓廪之官，气血生化之源，化生水谷精微以灌溉四旁、输布全身。故根据中医理论，骨转移癌的发病多为脾失运化、肾气亏虚、生髓乏源、不能养髓生骨所致。

乳腺癌骨转移属疾病晚期，对于乳腺癌发现骨转移的患者，西医一般同时配合双膦酸盐类药物及化疗或内分泌治疗；中医但扶其正，不主张使用全蝎、地龙、南星等虫类或毒性药物攻伐。纵观该患者症状，骨痛、夜尿多、舌淡、脉沉细，主病在少阴肾，精神疲倦、四肢不温、纳差、苔白腻，主病在太阴脾，脾肾俱虚，久病气虚，不荣则痛，“病久入络”，不通则痛，六淫或余毒流窜结于骨而致病；又阴土之病，气血生化乏源，“气为血帅”，气虚则推动无力，血运不畅而致瘀，脉络瘀阻，气机不利，致痰气凝结。肾虚则不能濡养筋骨，痰瘀乘虚侵袭并深着筋骨，胶着不去，痰浊蕴阻骨骼，积聚日久，以致瘀血凝滞，络道阻塞，聚而成形，发为骨瘤，不通则痛。故治疗应以补肾生髓、辅以健脾为大法，故先天、后天同补，气血阴阳调和，气机得以温煦推动，则可御邪于外。

人禀五常，因风气而生长，生生之气，其本在肾，故选用自拟三骨汤（透骨草、骨碎补、补骨脂）补肾壮阳、益精生髓、强筋壮骨，合用六味地黄汤加女贞子、枸杞子滋补肾阴，据“善补阳者，必于阴中求阳”“病痰饮者，当以温药和之”，此处亦有温肾暖土、温化寒痰之意。“饮入于胃……水精四布，五经并行”，故加怀山药、茯苓、泽泻、黄芪益气健脾以濡养周身筋骨，白花蛇舌草清热解毒抗癌。广州为南方湿热之地，患者多见舌红、苔黄腻、脉弦滑之症，为痰浊阻滞化热产生，此时不可过用苦寒，需在益气健脾的基础上兼顾清利湿热，如本方泽泻、白花蛇舌草均可兼顾清热除湿。以上药物虚实兼顾，故患者初服即取效，长期服用亦能治本，故能达到扶助正气、稳定转移病灶的疗效。

（仉 玮 刘 丹 郭 莉）

参考文献

[1] 林毅，司徒红林，张蓉. 应用健脾补肾法结合子午流注理论治疗乳腺癌化疗后骨髓抑制症[J]. 新中医，2007，39（9）：94-95.

[2] 向川南，姚健，安宏元，等. 参苓白术散加减治疗乳腺癌化疗所致脾虚湿盛型腹泻的临床研究[J]. 现代医药卫生，2018，34（10）：1551-1553.

[3] 许锐，宋雪. 林毅教授治疗乳腺癌围放疗期经验总结[J]. 新中医，2016，（8）：242-243.

[4] 司徒红林，陈前军. 林毅乳腺病学术思想与经验心悟[M]. 北京：人民卫生出版社，2013.

[5] 刘立勋. 沙参麦冬汤加减治疗阴虚燥咳 60 例[J]. 实用中医内科杂志，2008，（4）：27.

[6] 郭艳花，楼丽华. 楼丽华教授治疗乳腺癌并类更年期综合征经验[J]. 黑龙江中医药，2015，（1）：35-36.